简明甲病治疗学
Nail Therapies

原　著　Robert　Baran

　　　　Dimitris Rigopoulos

主　审　李若瑜

主　译　余　进　杨淑霞

译　者　彭　洋　冉梦龙　吴伟伟

北京大学医学出版社

JIANMING JIABING ZHILIAOXUE

图书在版编目（CIP）数据

简明甲病治疗学/（法）罗伯特·巴兰（Robert Baran），
（希）季米特里斯·里戈普洛斯（Dimitris Rigopoulos）原著；
余进，杨淑霞译.—北京：北京大学医学出版社，2017.3
　书名原文：Nail Therapies
　ISBN 978-7-5659-1510-9

　Ⅰ.①简… Ⅱ.①罗… ②季… ③余… ④杨…
Ⅲ.①甲癣-诊疗 Ⅳ.①R756.4
中国版本图书馆 CIP 数据核字 (2016) 第 276565 号

Nail Therapies
Bobert Baran, Dimitris Rigopoulos
ISBN: 9781841849843
© 2012 Informa Healthcare, except as otherwise indicated.

简明甲病治疗学

主　　编：余　进　杨淑霞
出版发行：北京大学医学出版社
地　　址：(100191) 北京市海淀区学院路 38 号 北京大学医学部院内
电　　话：发行部　010-82802230；图书邮购　010-82802495
网　　址：http://www.pumpress.com.cn
E － mail：booksale@bjmu.edu.cn
印　　刷：北京佳信达欣艺术印刷有限公司
经　　销：新华书店
责任编辑：董采萱　　责任校对：金彤文　　责任印制：李　啸
开　　本：710 mm ×1000 mm　1/16　印张：10　字数：200 千字
版　　次：2017 年 3 月第 1 版　　2017 年 3 月第 1 次印刷
书　　号：ISBN 978-7-5659-1510-9
定　　价：98.00 元

版权所有，违者必究
（凡属质量问题请与本社发行部联系退换）

译者前言

甲是人体皮肤的附属器之一，甲病是皮肤疾病的一个重要分支。甲病的种类繁多：有些常见，例如甲癣（"灰指甲"）；有些罕见，例如甲床瘤；有些是皮肤疾病累及甲，例如银屑病甲、斑秃甲或者扁平苔藓甲；有些是系统性疾病导致甲受累，例如黄甲综合征、外胚叶发育不良导致甲改变。甲病种类多、病因复杂，甲生长相对缓慢等原因导致甲病治疗困难。目前，国内常用的若干皮肤科专业书籍对甲病治疗的介绍较简略，使执业医生面对甲病患者时往往是心有余而力不足。

在临床工作中，我们也看到一些医院由于缺乏真菌检查设备和人员，只要是甲病，均按照甲癣治疗，导致有些患者服药数月难见好转，耽误病情。在皮肤科的临床工作中，甲病的诊治是难点，迫切需要引进相关内容的优秀专业书籍。

《简明甲病治疗学》由国际著名甲病专家、法国戛纳甲病中心负责人 Robert Baran 教授及雅典大学皮肤科 Dimitris Rigopoulos 副教授合著。Baran 教授专攻甲病，出版多部专著，在甲病诊断和治疗方面造诣深厚。

本文主审李若瑜教授是国内皮肤病，特别是真菌病和甲病的权威专家，她曾数次邀请 Baran 教授来华讲学，介绍甲病最新研究进展。本书主译之一杨淑霞医生曾亲赴 Baran 教授的甲病中心深造，深得教授真传。在 Baran 教授和李若瑜教授的共同推荐下，我们翻译了这本《简明甲病治疗学》，旨在为临床甲病治疗提供有价值的参考。

本书涉及范围广，甲病种类齐全，着重介绍治疗方案，结合作者经验，兼顾最新进展，同时将甲外科治疗单独设章，详尽介绍。译著虽名为"简明"，实则内容全面而系统，方案具体而针对性强，具有很高的实用价值。

感谢我们的同事，彭洋医生、冉梦龙医生和吴伟伟医生，共同完成本书的翻译。感谢李若瑜教授最终审定书稿。感谢 Baran 教授和 Rigopoulos 教授撰写了这部好书。

开卷有益，希望本书的出版能提升甲病治疗水平，帮助更多患者。

余　进　杨淑霞

目录

1 甲单元的解剖和生理

甲板是甲母质的终末产物。甲的正常外观和生长取决于数种成分的完整性，例如甲周组织或甲周膜，甲器官或甲单元附着的指骨等（图 1.1）。

甲是覆盖指（趾）尖端背侧面的半硬角质板。甲在近端嵌于凹槽内，与皮肤的上表面平行，两侧嵌于甲侧沟。这种口袋式凹陷的顶部即为近端甲皱襞，底部为甲母质，是甲的生发部位。

甲母质在近端甲皱襞下向近端延伸大约 6mm，只有其远端部分可见，为甲半月。甲母质后下部分的形状一般呈半月状凹形。该半月形的侧角在踇趾更加发达，位于骨的冠状板。近端甲皱襞的腹侧面包括底部的甲母质和上部的甲上皮（约为其长度的 3/4）。

生发基质形成了甲板的主体，近端部分形成甲板表层的 1/3，远端部分形成甲板内层的 2/3。

近端甲皱襞的腹侧面与一部分甲板紧密黏附，并形成逐渐脱落的组织，即甲小皮，它由近端甲皱襞的背侧面和腹侧面的角质层构成。甲小皮封闭了甲凹槽的开口，从而使其免受环境中有害物质损伤。

甲板由近端甲皱襞以及具有类似结构的侧缘甲皱襞包绕，侧缘甲皱襞是近端甲皱襞的延续部分。甲床从甲半月延伸到甲下皮，具有平行纵向排列的沟嵴。

与甲母质相比，甲床和甲板的连接更牢固。因此，甲板撕脱造成甲床剥蚀。甲板本身为无色半透明，但其下方有富含血管球的血管结缔组织，使其呈现粉红色。

与甲床远侧相连的部分是甲下皮，是掌侧表皮向甲板的延续，标志着甲与下方的组织分离的部位。

远端甲沟，其前端圆凸，将甲下皮与指尖分离。

甲附属器的血供来源于两条指（趾）动脉，指（趾）动脉沿着指（趾）走行，同时发出分支到达远端及近端动脉弓。

中间三个手指的远端指骨背侧的感觉神经来源于手掌副神经纤细的斜行背侧分支。而背侧副神经的纵向分支则支配第 5 指和拇指的终末指骨。

甲有众多功能，其中之一是为指腹提供反压力，这对于手指的触觉非常重要，同时，可以防止踇趾甲板缺失后远端甲壁组织的形成。

甲作为功能单元的一部分而成为一种骨骼肌肉附属器，这一功能单元包括远端指骨、远端指间关节伸肌肌腱纤维的部分结构及侧韧带。所有这些构成了肌腱附着点（图 1.2）。该器官是韧带、肌腱和关节囊的骨性插入点，包括：

• 软组织（韧带、肌腱，及其纤维软骨）

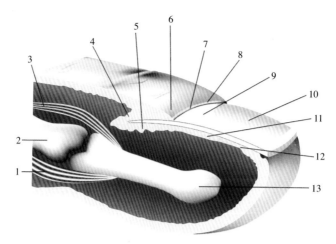

图 1.1　甲附属器的解剖：1.屈肌腱；2.中节指（趾）骨；3.伸肌腱；4.甲上皮；5.甲母质；6.近端甲皱襞；7.甲小皮；8.侧缘甲皱襞；9.甲半月；10.甲板；11.甲床；12.甲下皮；13.终末指（趾）骨

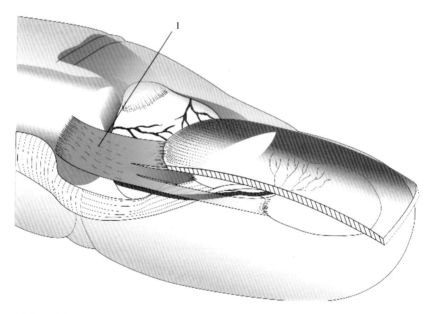

图 1.2　甲附属器与（1）位于远端指间关节的侧韧带背侧延伸（Guerro 韧带）的附着点

- 硬组织（钙化的纤维软骨以及下方骨小梁网络结构毗邻的骨骼）

组织学图像可证实不同结构间的联系。

与其上方近端甲皱襞腹侧面所谓的甲上皮和甲下皮不同，甲母质和甲床无颗粒层，组织学上可以识别。

甲硬角蛋白垂直于甲生长轴方向，与甲板的表面平行。

指甲以每天 0.1mm（每月 3mm）的速度持续生长。趾甲形成则超过 12 ~ 18 个月。

甲单元侧放时的纵切面在某些方面与毛囊相似。毛囊和甲附属器的上皮成分属于分化的表皮结构。这些结构可能在多种疾病如扁平苔藓、斑秃等中共同受累。

> **谨记**
>
> 1. 甲母质仅由甲板形成。
> 2. 没有骨就没有甲。
> 3. 了解甲的生长速度有助于明确疾病发作时间。
> 4. 肌腱附着点在甲解剖中发挥重要作用。

扩展阅读

De Berker DAD, André J, Baran R. Nail biology and nail science. Int J Cosm Sci 2007; 29: 241–75.

McGonagle D, Tan AL, Benjamin M. The biomechanical link between skin and joint disease in psoriasis and psoriatic arthritis: what every dermatologist needs to know. Ann Rheum Dis 2008; 67: 1–9.

Morgan AM, Baran R, Haneke E. Anatomy of the nail unit in relation to the distal digit. In: Krull EA, Zook EG, Baran R, Haneke E, eds. Nails Surgery. A Text Atlas. Philadelphia PA, USA: Lippincott William Wilkins. 2001; 1–28.

2 | 甲轮廓的异常

本章节主要探讨甲异常，包括杵状指和球拍状拇指、外伤和创伤造成的甲损害以及影响到甲的疾病，如疥疮。

杵状指（图 2.1）的改变包括：①沿着甲的横、纵两个方向的曲度增大；②局限于指尖软组织结构的增生；③甲基底部异常，可以前后晃动，像是漂浮在柔软、水肿的衬垫上；④局部发绀（可见于 60% 的病例）。

Schamroth 征（图 2.2）是最易证实杵状指的征象。正常个体中，如果将两手对称手指指甲背侧面并在一起，就可以在甲床的基底形成独特的钻石形缝隙或窗口。杵状指甲末端间的这个小窗消失。

80% 的杵状指患者有胸部器官异常。

尽可能去除病因可改变甲的形状。

匙状甲（图 2.3）表现为周边外翻而中央凹下（汤匙状甲）。对于获得性匙状甲患者，儿童应当查找是否存在维生素 PP、维生素 B_2，特别是维生素 C 缺乏症。匙状甲亦可见于铁和胱氨酸缺乏，以及其他多种原因。

近端甲皱襞烧伤

覆盖于近端甲皱襞上的皮肤烧伤可导致甲母质暴露。因此而出现的疼痛、感染风险、表面不平和对甲母质可能的损伤可通过对挛缩组织松解和（或）对受损区域进行皮肤移植来治疗。

甲磨损（图 2.4）

这种情况见于慢性搔抓和摩擦患者。甲的表面变得光滑而有光泽，而游离缘

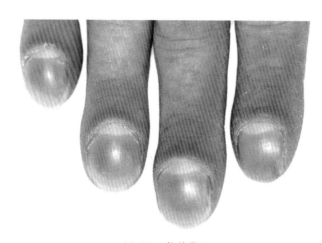

图 2.1　杵状指

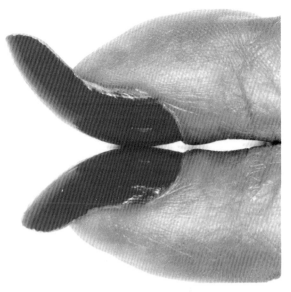

图 2.2　Schamroth 征

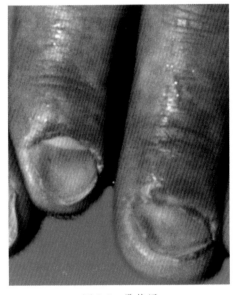

图 2.3　匙状甲

发生磨损。

　　也有报道发现该疾病的变异形式发生于无搔抓和摩擦妇女的优势手的中间三个甲。缺损为三角状，基底位于甲的游离缘，此处也是最薄的部位。该种情况发生于神经质的妇女，她们总是强迫自己清洁甲的边缘，利用光滑陶瓷制成的坐浴盆摩擦她们的甲，从而导致甲损伤（图 2.5）。

　　远端三角形的甲磨损常见于某些职业的患者，如裁缝。因为裁缝在缝衣服时

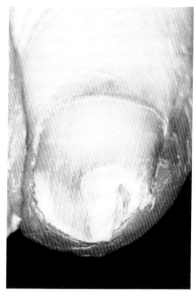

图 2.4　趾甲磨损

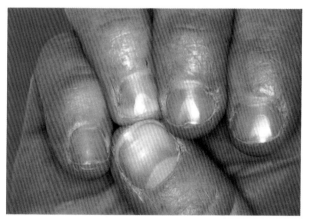

图 2.5　指甲磨损

常用甲的背侧面平整衣服。

　　甲板表面横向凹陷的 Beau 线源自甲母质有丝分裂过程暂时受阻。受累的甲比正常甲要薄，反映了甲母质形成甲不足（图 2.6）。营养不良、化疗和急性发热性疾病可能会影响甲母质功能。如果甲母质的生发活动完全停止，则停止形成新甲板，在经历甲剥离的潜伏阶段后，甲将会脱落。

色素失禁性甲下肿瘤

　　采用电干燥术、刮除术或手术切除常常有效，但可能会导致甲的永久萎缩。

刮除、手术切除、外用咪喹莫特、皮损内应用甲氨蝶呤（methotrexate，MTX）或氟尿嘧啶以及放疗是可选方案，但存在复发风险。系统应用一个疗程的维 A 酸类药物可能会减少复发：阿维 A 酯（依曲替酯）1mg/kg 或异维 A 酸 1.5mg/kg 可以快速缓解疼痛，并显著改善骨性改变和甲畸形等损害。

球拍状甲（图 2.7）

必要时可以通过缩窄甲板和重建侧端甲皱襞恢复球拍状甲的外观。拇指甲两侧使用侧端纵向甲活检技术。后缝线法可重塑侧端甲皱襞。

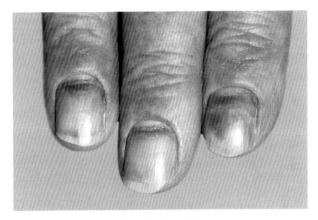

图 2.6　Beau 线

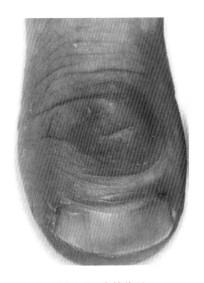

图 2.7　球拍状甲

疥疮（图 2.8）

疥疮患者正常甲的甲下区域很少有疥虫，然而挪威疥患者则可存在大量疥虫。

我们推荐所有疥疮患者应用林丹乳膏或其他杀疥虫药物治疗甲下区域。对于甲床受侵犯的患者，可采用 40% 的尿素化学拔甲，同时联合口服伊维菌素治疗。

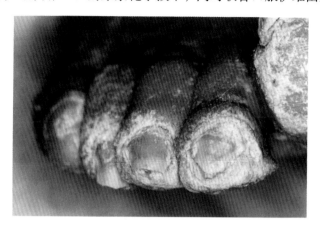

图 2.8　疥疮甲

甲下小刺

甲下小刺是甲创伤的一种形式，皮肤科医生易于进行快速、有效的治疗。木头小刺不仅可导致疼痛，而且是微生物感染的入口。我们可尝试用镊子朝着入口相反的方向拔出小刺。此外，局部指神经阻滞后可采用指甲钳 V 形剪开甲板，再利用甲小铲剥离，最后移除小刺。也可以在去除小刺前先用 15 号刀片或 CO_2 激光去除覆盖的甲板。CO_2 激光可以控制出血，不再需要使用止血带。

海胆肉芽肿与化脓性指头炎表现类似，指远端肿胀，红蓝色，疼痛。口服抗生素及皮损内注射长效糖皮质激素治疗有效，可在 2~3 周内恢复。

> **谨记**
> 对甲轮廓采取适当的检查可帮助诊断疑难病例。

扩展阅读

Baran R, Dupré A. Vertical striated sandpaper nails. Arch Dermatol 1977; 113: 1613.

Baran R, Moulin G. The bidet-nail. A French variant of the worn down nail syndrome. Br J Dermatol 1999; 140: 377.

Haneke E, Tosti A, Piraccini BM. Sea urchin granuloma of the nail apparatus: report of 2 cases. Dermatology 1996; 192: 140–2.

Higashi N. Pathogenesis of the spooning. Hifu 1985; 27: 29–34.

Mascaro JM, Palou J, Vives P. Painful subungual keratotic tumors in incontinentia pigmenti. J Am Acad

    Dermatol 1985; 13: 913.
Piraccini BM, Tullo S, Iorizzo M, et al. Triangular worn-down nails; report of 14 cases. G. Ital Dermatol Venereol
    2005; 140: 161–4.
Schamroth L. Personal experience. South African Med J 1976; 50: 297–300.

3 ▎银屑病

银屑病的临床表现多样，可影响甲单元的不同部位，如表 3.1 所示。

凹坑或点状凹陷

银屑病甲损害以点状凹陷最为常见，主要见于指甲。和斑秃患者的点状凹陷相比，其凹陷更深，数量更多。凹陷产生的原因为甲母质近端部分异常角化，导致甲板中角化不全的细胞堆积，由于这些细胞相互连接疏松，容易脱落，在甲板上留下点状窝（像顶针），即为凹坑（图 3.1）。

甲下角化过度

甲下角化过度是由甲下皮和远端甲床炎症以及表皮增生造成的，角质层在甲板表面下方堆积（图 3.2）。

油滴征（鲑鱼斑）

油滴征是指甲板颜色的改变（黄色或鲑鱼粉红色），也是本病的特征。这是由甲板表面下方中性粒细胞堆积引起的，位于甲的中间或者是甲分离区域旁（图 3.3）。

甲分离

甲分离源于甲板与甲床脱离，由甲床的炎症造成，表现为近端具有粉红色边缘包绕的白色区域（图 3.4）

表 3.1　银屑病的特征		
甲母质受累	甲床受累	甲皱襞受累
点状凹陷，糙甲症	甲分离	甲沟炎
白甲	油滴征	甲板异常
甲易碎	裂片样出血	
营养不良改变	甲下角化过度	
Beau 线		
脱甲症		
甲半月红色斑点		

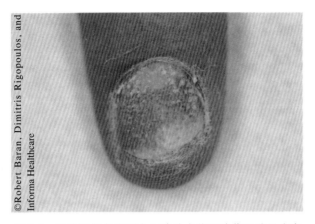

图 3.1　近端甲板角化不全细胞的点状凹陷伴远端甲分离

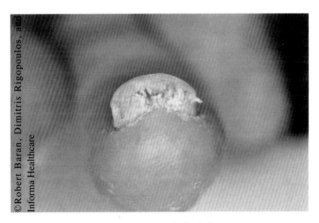

图 3.2　甲下角化过度

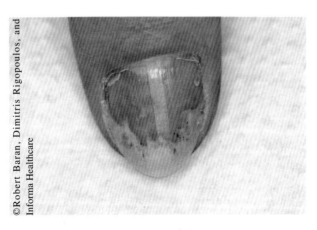

图 3.3　油滴征

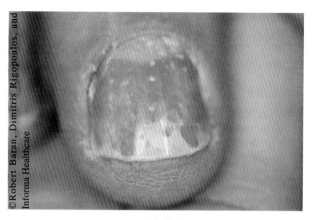

©Robert Baran, Dimitris Rigopoulos, and Informa Healthcare

图 3.4   甲分离伴点状凹陷

裂片样出血

位于甲板远端的纵向棕黑色线，由银屑病甲床毛细血管炎症造成，主要见于指甲。并非银屑病的特征性表现（图 3.5）。

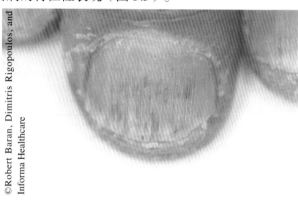

©Robert Baran, Dimitris Rigopoulos, and Informa Healthcare

图 3.5   裂片样出血

甲沟炎

银屑病损害累及甲沟区域可导致甲板完全破坏，主要由其下方甲母质的炎症造成（图 3.6）。

诊断

根据皮损的临床表现进行诊断，这些临床表现对本病而言极具特征性，特别是具有红斑边界的甲分离、油滴征、角化过度和点状凹陷。其他部位的银屑病皮损可帮助临床医师诊断。此外，家族或个人银屑病病史亦可帮助诊断。活检可协助可疑病例的诊断。

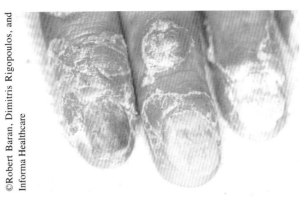

©Robert Baran, Dimitris Rigopoulos, and Informa Healthcare

图 3.6　甲沟炎伴红皮

预后

银屑病甲的病程难以估计，可消退和复发，与皮肤损害伴随。如患者伴有甲损害，则应当了解日光曝晒常会加重病情，这和创伤一样（同形反应）。

治疗

谨记

简便的甲护理对于银屑病甲患者很重要。

银屑病的治疗方法比所有其他皮肤病之和都多（表 3.2）。尽管近年来治疗方法不断进步，但银屑病甲的治疗仍然滞后、单调，有时让人不甚满意。因此，银屑病甲的治疗对于临床医师来说是严峻的挑战。

表 3.2　治疗程序

临床表现	一线治疗	二线治疗
点状凹陷，糙甲症，近端白甲症，甲半月点状凹陷	无	修平涂料（15% 尿素）
孤立的甲分离或者多指受累，伴或不伴皮肤损害	去除分离甲，加氯倍他索或者倍他米松和钙泊三醇联合外用	去除分离甲，加用他扎罗汀
孤立的角化过度	曲安西龙（去炎松）局部注射（注射前应用 40% 尿素）	钙泊三醇
多指 / 趾角化过度	阿维 A 0.5mg/kg	每周 MTX 15 ~ 20mg
银屑病甲合并关节受累	每周 MTX 5 ~ 10mg	生物制剂
连续性肢端皮炎	阿维 A 0.3mg/kg	维 A 酸类 -PUVA

缩写：MTX，甲氨蝶呤

治疗银屑病甲可采用外用药物治疗或系统治疗。

临床医师应当了解外用药物对于银屑病甲来说并不像对皮肤损害那样有效，因为甲板阻止了药物渗透。此外，更重要的一点是，因为甲生长速度较慢，需要花相当长的时间（3~9 个月）才能观察到甲的改变，因此需要告知患者。

在介绍任何治疗方法前，需指导患者如何进行手和甲的护理。患者应该戴手套，里面再戴一层棉手套会更好，尤其是在接触水或刺激性液体时。应当使用甲保湿剂，避免任何创伤，例如过度用甲操作，经常剪短指甲，以避免甲分离恶化。

患者需避免用任何工具清除甲下碎屑。可以使用有色甲油，但需避免使用含有丙酮甲醛和甲苯的洗甲水，最后需避免使用人工甲。

外用药治疗

外用药物适用于无严重皮肤银屑病或银屑病关节炎、不推荐系统治疗时，或与系统治疗联合使用。

- 糖皮质激素
- 维生素 D 类似物（单一或者与糖皮质激素联用）
- 维 A 酸类药物
- 含有 1% 氟尿嘧啶的丙二醇和尿素溶液
- 含有环孢素的油性溶液（不再使用）
- 钙泊三醇 + 倍他米松
- 蒽林（不再使用）

糖皮质激素（图 3.7）

每天一次强效或超强效的糖皮质激素夜间封包治疗，应使用 4~6 个月。药物涂于甲板、甲下皮、甲皱襞，以及剪除已分离的甲板后暴露的甲床上。长时间重

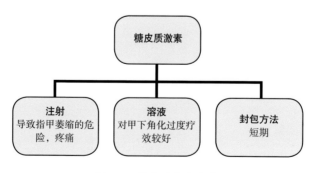

图 3.7　糖皮质激素治疗

复应用可导致甲皱襞萎缩、血管扩张及下方指骨萎缩（指端吸收）。

外用糖皮质激素不能有效治疗甲下角化过度。因此，采用 40% 尿素封包进行甲清创，在移除病变部位后，可对甲床进行治疗。

皮损内注射糖皮质激素需根据患者的要求进行。有时需要冷冻喷雾表面麻醉或远端阻滞麻醉，需要哪种技术和针头大小均取决于患者。麻醉应当采用与注射器配套的 30 号口径针头。曲安奈德每月注射一次，连用 5~6 个月，可作为治疗的选择。注射部位取决于要治疗的临床症状（甲母质或甲床）。对于是否需要采用皮肤无针注射泵来进行皮损内治疗，大多数专家由于治疗装置的消毒问题及注射时有导致少量出血"飞溅"的可能，而放弃这种治疗方法。

维生素 D 类似物

钙泊三醇用于甲板、甲下皮、甲床（剪除已分离的甲板后）和甲皱襞，每日两次，疗程 4~6 个月。根据 Tosti 等发表的文章，使用钙泊三醇可使 49% 的指甲角化过度及 40% 的趾甲角化过度得到改善。

2002 年发表的一篇文献显示，钙泊三醇每周应用 5 天，联合氯倍他索每周两次，用于甲板、甲皱襞和甲下皮，在治疗 6 个月和 12 个月后进行患者疗效评估，取得良好效果（第 6 个月时 72% 的指甲改善，到 12 个月后 81% 的指甲改善。相同的治疗时期，第 6 个月时 70% 的趾甲改善，12 个月后增至 73%）。

氟尿嘧啶

仅在 1998 年发表的一篇文章中提到应用 1% 氟尿嘧啶丙烯乙二醇溶液，添加了 20% 的尿素，每天两次，连用 6 个月，油滴征及甲下角化过度改善率可超过 50%。

他扎罗汀

有 3 篇文献报道，应用合成的维 A 酸类药物 0.1% 他扎罗汀凝胶取得非常好的效果。封包或不封包使用 3~8 个月，可改善甲分离、鲑鱼斑、角化过度、点状凹陷症状。所有的文献报道中该药的耐受性均良好，仅有轻微的皮肤刺激和烧灼感或甲沟区域的脱屑。

环孢素溶液

该药虽然在一篇已发表的文献中报道疗效良好，但我们的经验是该药对银屑病甲无任何疗效。

钙泊三醇联合倍他米松

25 例银屑病甲患者采用钙泊三醇联合倍他米松软膏治疗，每晚使用，疗程 12 周，在研究终止时银屑病甲严重指数（NaPSI）评分均数降低了 72%。

蒽林

Yamamoto 等应用 0.4%~2% 蒽林矿物油每天一次，治疗银屑病甲 5 个月。60% 的患者厚甲、点状凹陷、甲分离症状得到改善。应用该药会产生不受欢迎但可逆的甲板色素沉着。目前，该药物已不再使用。

系统治疗

系统治疗适用于有多个甲损害以及累及甲的脓疱性银屑病（连续性肢端皮炎）。

系统治疗可以配合外用药物治疗，以减少系统治疗的剂量，或者缩短系统治疗的疗程，还可维持已经获得的缓解状态。

- 维 A 酸类药物
- 甲氨蝶呤
- 环孢素
- 光疗和补骨脂
- 浅层 X 线治疗
- 生物制剂
- 激光 - 光动力治疗

> **谨记**
>
> 临床医师应牢记银屑病甲易受到真菌感染，因此要通过真菌镜检及培养排除真菌感染。

维 A 酸类药物

阿维 A 在银屑病甲中应用的剂量低于在银屑病皮肤上的用量，为 0.3~0.5mg/kg，以避免维 A 酸类药物的不良反应，如甲易碎、甲变薄、甲沟炎样损害、假性化脓性肉芽肿。

阿维 A 酯用于 46 例脓疱性银屑病患者获得良好疗效。

阿维 A 应用于 36 例银屑病甲患者，采用较低剂量 0.2~0.3mg/kg，应用 6 个月。治疗后 NaPSI 评分平均下降 41%。6 个月时的临床评估显示，25% 的患者甲损害完全或近乎完全消退，25% 中度改善，33% 轻度改善，11% 无改善。

> **谨记**
>
> 系统治疗要注意其不良反应。

甲氨蝶呤（MTX）

应用中小剂量 MTX（5~20mg，每周一次）治疗银屑病甲患者，仅在 12~18

个月的长疗程中可使其疾病获得改善。

环孢素

环孢素也能够改善银屑病甲损害。2004 年发表的一篇文献中提到，联合应用环孢素和钙泊三醇比单纯应用环孢素治疗更有效（改善率分别为 79% 和 47%）。

> **谨记**
> 日光会加重银屑病甲。

光疗和补骨脂

PUVA 治疗可改善部分银屑病甲患者的甲分离、鲑鱼斑、甲下角化过度、近端甲沟炎、脆甲症，但对点状凹陷无效。自 1990 年以来尚无相关文章发表。

浅层 X 线治疗

浅层 X 线疗法在德国和瑞士仍在使用。

生物制剂

在过去几年，皮肤科医师开始应用一类新的银屑病治疗药物，被称为生物制剂。如今我们有两种类型的生物制剂——TNF-α 拮抗剂和 IL-12/IL-23 拮抗剂。

迄今为止，关于应用生物制剂治疗银屑病甲的论著不多。然而主要问题是，如果银屑病损害仅仅累及甲，是否值得应用这么昂贵的药物治疗。这个问题难以回答。就我个人而言，选择的标准取决于银屑病甲对患者生活质量的影响。

不同研究的结果见表 3.3。

表 3.3　生物制剂治疗甲的有效率

英夫利昔单抗

　治疗 6 个月后 NaPSI 评分降低 56%

　治疗 12 个月后 50% 痊愈

益赛普

　治疗 12 个月后 NaPSI 评分降低 57%

阿达木单抗

　治疗 3 个月后 NaPSI 评分降低 45%

　治疗 6 个月后 NaPSI 评分降低 65%

乌司奴单抗

　治疗 6 个月后 NaPSI 评分降低 50%

　治疗 8 个月后 NaPSI 评分降低 90%

缩写：NaPSI，银屑病甲严重指数

激光 - 光动力治疗

在最近发表的一项研究中，采用 595nm 的脉冲染料激光，脉宽 1.5ms，照射直径 7mm，能量密度 8.0~10J/cm，每月治疗一次，治疗 3 个月，对小部分银屑病患者的甲分离及甲下角化过度有效。

另外一项较大样本量的研究对比了 PDL 和光动力治疗，两种治疗方法都能降低 NaPSI 评分，对甲母质及甲床受累均有改善。

> **谨记**
> 1. 不要过度修剪指甲，因为同形反应会加重银屑病。
> 2. 糖皮质激素注射对甲分离和点状凹陷效果不佳。
> 3. 外用氟尿嘧啶治疗甲下角化过度和点状凹陷有效，对甲分离无效。
> 4. 8% 氯倍他索搽剂对甲分离、点状凹陷及油滴征有效。
> 5. 复发较为常见，所以需维持治疗或重复治疗。

扩展阅读

Baran R. A nail psoriasis severity index. Br J Dermatol 2004; 150: 568–9.

De Berker D. Management of nail psoriasis. Clin Exp Dermatol 2000; 25: 357–62.

Fernández-Guarino M, Harto A, Sánchez-Ronco M, et al. Pulsed dye laser vs. photodynamic therapy in the treatment of refractory nail psoriasis: a comparative pilot study. J Eur Acad Dermatol Venereol 2009; 23: 891–5.

Luger TA, Barker J, Lambert J, et al. Sustained improvement in joint pain and nail symptoms with etanercept therapy in patients with moderate-to-severe psoriasis. J Eur Acad Dermatol Venereol 2009; 23: 896–904.

Oram Y, Karincaoğlu Y, Koyuncu E, et al. Pulsed dye laser in the treatment of nail psoriasis. Dermatol Surg 2010; 36: 377–81.

Ortonne JP, Baran R. Development and validation of nail psoriasis quality of life scale (NPQ10). JEADV 2010; 24: 22–7.

Parrish CA, Sobera JO, Robbins CM, et al. Alefacept in the treatment of psoriatic nail disease: a proof of concept study. J Drugs Dermatol 2006; 5: 339–40.

Rich P, Scher R. Nail Psoriasis Severity Index: a useful tool for evaluation of nail psoriasis. J Am Acad Dermatol 2003; 49: 206–12.

Rigopoulos D, Gregoriou S, Lazaridou E, et al. Treatment of nail psoriasis with adalimumab: an open label unblinded study. J Eur Acad Dermatol Venereol 2010; 24: 530–4.

Rigopoulos D, Gregoriou S, Makris M, et al. Efficacy of Ustekinumab in nail psoriasis and improvement in nail-associated quality of life in a population treated with ustekinumab for cutaneous psoriasis: an Open Prospective Unblinded Study. Dermatology 2011. [Epub ahead of print].

Rigopoulos D, Gregoriou S, Stratigos A, et al. Evaluation of the efficacy and safety of infliximab on psoriatic nails: an unblinded, nonrandomized, open-label study. Br J Dermatol 2008; 159: 453–6.

4A | 甲真菌病

目前提出一种新的经过修订的分类方法，以利于修订基本的分类方法，包括甲板真菌感染的亚型（图4A.1）。修订分类的意图在于帮助医师选择治疗方法，评估预后，以及评估新的诊断方法。

1. 远端和侧缘甲下型甲真菌病（distal and lateral subungual onchomycosis，DLSO）

该型有4个主要临床表现，但不同病例的临床表现略有不同。

1.1. 甲下角化过度（图4A.2）

1.2. 甲分离（图4A.3）

1.3. 甲沟炎（图4A.4）

1.4. 色甲，特别是黑甲（图4A.5）

2. 近端甲下型甲真菌病（proximal subungual onychomycosis，PSO）

2.1. 合并甲沟炎

2.1.1 所谓的念珠菌性甲沟炎（图4A.6），或是与既往甲沟炎共存，或是来源于既往甲沟炎的定植菌

2.1.2 真性念珠菌性甲沟炎（非常罕见），通常见于慢性皮肤黏膜念珠菌病（chronic mucocutaneous candidosis，CMC）或者人类免疫缺陷病毒（human immunodeficiency virus，HIV）感染者

2.1.3 非皮肤癣菌甲沟炎，有时与白甲有关（例如镰刀菌）（图4A.7）

2.1.4 皮肤癣菌感染（罕见）

2.2. 不合并甲沟炎

我们把这种类型称为近端甲下型。皮肤癣菌感染有三种不同形式：

2.2.1 经典型PSO（图4A.8），包括近端甲皱襞（proximal nail lfod，PNF）出现甲下白色斑片

2.2.2 近端横向甲下型甲真菌病（proximal transverse subungual onychomycosis，PTSO），表现为伴有非典型PSO：孤立或多发的条纹状白甲（图4A.9）。同一个手指出现甲下横行白线，并被临床和组织学都正常的甲区域分隔。只影响一个指甲的近端至远端纵向白甲极其罕见

2.2.3 急性PSO：是PSO的快速进展型，见于HIV感染患者，这些患者通常$CD4^+$细胞计数少于$450/mm^3$。这种急性甲侵犯常同时累及多个手指（图4A.10）

2.2.4 念珠菌性PSO，已有报道称其可见于CMC

2.2.5 另一种联合模式见于艾滋病患者，即PSO和SO同时出现，而

　　且快速累及甲板（见 3.6.2）

3. 表浅型甲真菌病（superficial onychomycosis，SO）

　　3.1 经典型 SO 局限于可见的甲板部分（图 4A.11）（也有黑色变型）

　　3.2 从 PNF 下发展而来的 SO（图 4A.12）

　　3.3 急性 SO（图 4A.13）

　　3.4 浅表白色横向型甲真菌病（superficial white transverse onychomycosis，STO）（图 4A.14）

　　3.5 伴深度侵犯的 SO（图 4A.15）

　　3.6 3 种变异型的混合形式

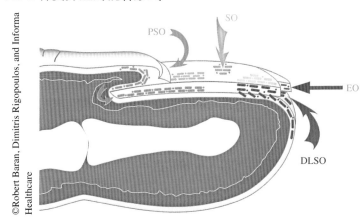

图 4A.1　甲板受侵犯的不同方式 [根据 Hay-Baran 甲真菌病分类的修订版（2011）而定]

缩写：CMC，慢性皮肤黏膜念珠菌病；DLSO，远端和侧缘甲下型甲真菌病；EO，甲内型甲真菌病；PWSO，近端白色甲下型甲真菌病；PWTSO，近端白色横向甲下型甲真菌病；SWO，浅表白色甲真菌病；TDO，全甲营养不良型甲真菌病。

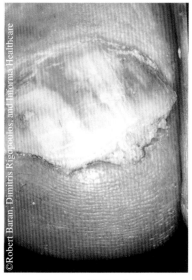

图 4A.2　甲下角化过度

3.6.1 伴 DLSO 的 SO

3.6.2 伴 PSO 的 SO

3.6.3 伴组织学上局限于甲板（NP）腹侧的 SO（双极型）

4. 甲内型甲真菌病（主要由苏丹毛癣菌感染导致，但这种真菌也会导致其他类型甲真菌病）（图 4A.16）

5. 全甲营养不良型甲真菌病（total dystrophic onychomycosis，TDO）

   5.1 继发于其他形式的 TDO（图 4A.17）

   5.2 原发性 TDO（CMC）（图 4A.18）

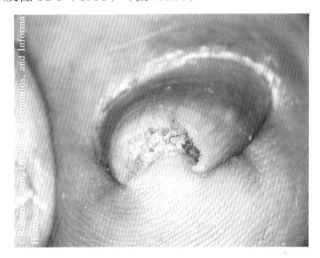

图 4A.3　甲分离

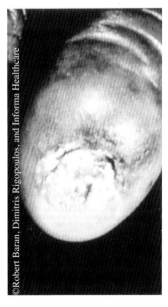

图 4A.4　甲沟炎

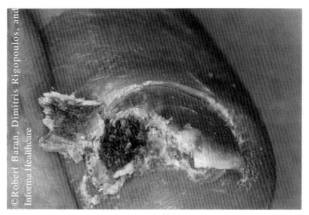

图 4A.5   真菌性黑甲

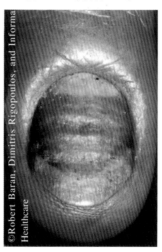

图 4A.6   所谓的念珠菌性甲沟炎

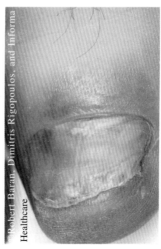

图 4A.7   合并白甲的非皮肤癣菌性甲沟炎

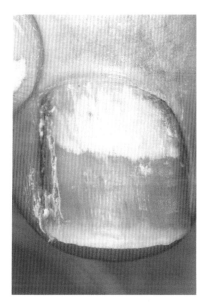

图 4A.8　经典型 PSO，来源：Courtesy of M. Feuilhade

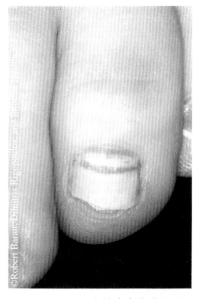

图 4A.9　PSO 合并有条纹的白甲

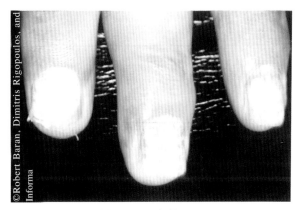

图 4A.10　急性 PSO

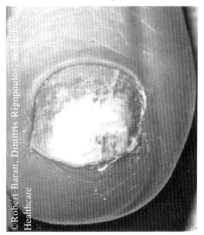

图 4A.11　经典型 SO

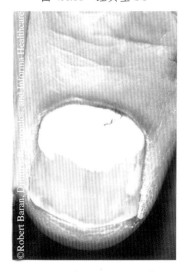

图 4A.12　来源于 PNF 下的 SO

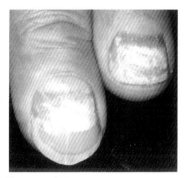

图 4A.13　急性 SO，来源：Courtesy of C. Gianni（意大利）

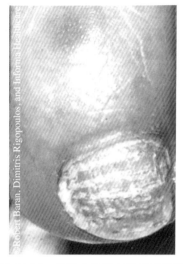

图 4A.14　表浅白色横向型甲真菌病

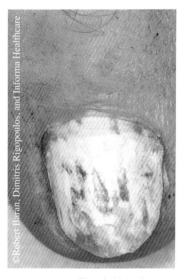

图 4A.15　伴深度侵犯的 SO

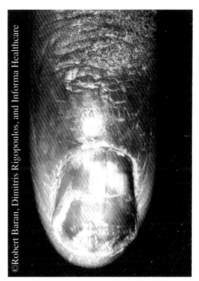

图 4A.16　甲内型甲真菌病

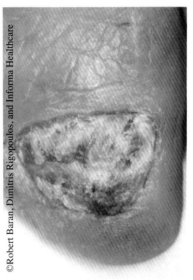

图 4A.17　继发于其他形式的 TDO

谨记

甲真菌病的诊断需要实验室检查证实。

诊断

　　甲真菌病的临床表现形式仅能对感染类型提供一个线索。尽管甲受累的某些形式是某些菌种感染的特征，但通常某一菌种感染的临床表现难以同其他菌种所致的表现相区分。因此，甲真菌病通常需要实验室检查来帮助确诊。然而，真菌

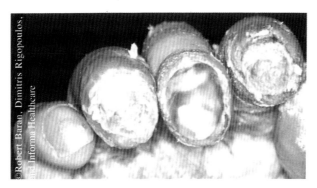

图 4A.18　原发性 TDO(CMC)

学检查假阴性的结果非常常见，尤其是从甲的远端甲屑取材时。因此，真菌检查阴性并不能完全排除甲真菌病，因为多达 20% 的病例直接镜检阴性，多达 30% 的患者培养未能分离到真菌。外用抗真菌药物可能会增加真菌培养假阴性的风险。如果临床表现强烈提示甲真菌病，若第一次检查是阴性，建议进行多次真菌镜检及培养检查。

　　实际上，PAS 染色是一种灵敏度最高的检查方法，超过真菌检查的金标准（真菌镜检和培养），被认为是"新的金标准"。

如何采集样本

　　取材的部位取决于甲真菌病的临床类型。从指甲和趾甲来源的样本必须要分开。但不幸的是，从甲中分离到真菌并不一定能提示甲真菌病。

　　临床医师需清楚认识到，有些真菌，如酵母菌和大多数非皮肤癣菌，是甲的常驻菌群而非致病菌。

　　因为趾甲的甲真菌病常常与足癣有关，所以最好从足跖取材进行真菌学检查。该规则同样适用于患有指甲真菌病的患者的手掌。

治疗

系统治疗

　　灰黄霉素已不再使用，酮康唑导致严重的肝毒性事件。

　　伊曲康唑每天一次，口服 200mg，治疗 3 个月；或者进行冲击治疗，每个月服用 1 周伊曲康唑，每天口服两次，每次 200mg，指甲真菌感染治疗 2 个月，趾甲真菌感染治疗 3 个月。该药对皮肤癣菌和酵母菌有效，有时对非皮肤癣菌性霉菌也有效。

　　氟康唑是另外一种三唑类抗真菌药物（每天 100mg），主要用于治疗系统性和表浅念珠菌病，艾滋病患者和其他免疫缺陷患者采用每周单次给药（每周 150mg 或者 300mg，治疗 6～12 个月）。氟康唑治疗 CMC 疗效较好，特别是伴有甲损害的患者。

特比萘芬属于丙烯胺类抗真菌药物。特比萘芬在体外对广谱致病真菌具有抗菌活性，但在体内每天应用 250mg 仅对皮肤癣菌有效。趾甲真菌感染者应用 3 个月可达到显著的痊愈率，指甲真菌感染者需要应用 6 周。

> **谨记**
>
> 特比萘芬和唑类抗真菌药物的长时间累积能够在相对较短的治疗时期清除甲真菌感染。根据 N. Zaias 的方法，我们依据病情需要，采用特比萘芬每日 250mg，每月应用 1 周治疗。
>
> 因为在治疗结束后的 3 ～ 6 个月药物仍在体内存在，所以特比萘芬治疗从 3 个月延长至 6 个月并不能提高真菌学及临床的治愈率（图 4A.19）。

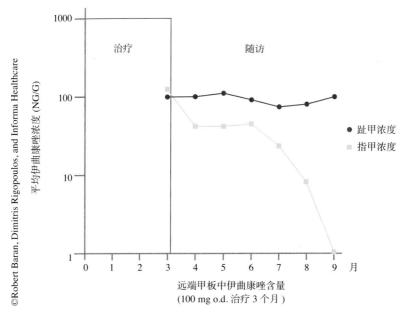

图 4A.19　特比奈芬或伊曲康唑含量

【失败率】

尽管新型药物治疗有效，但至少 20% 的甲真菌病患者仍然治疗失败。

【可能会治疗失败的患者】

在恰当的甲取样过程中，甲受累的部分被去除，有些线索可预示失败的风险，并可提示最好的根除病原体的方法：修剪、清创、甲床刮除、甲磨削，甚至部分甲拔除，可作为抗真菌药物的补充治疗。

甲生长速度减慢的患者

真菌感染的甲生长速度在感染活动时可能减慢，特别是超过 50% 的甲受累时。机制尚未完全清楚，但甲母质和甲床受累会导致生长速度缓慢。

伴有药物输送障碍的患者

- 甲分离（广泛）
- 表现为侧甲分离的侧甲疾病
- 甲板过厚（>2mm）
- 表现为长钉样或大块角质的甲下皮肤癣菌瘤
- 既往曾经感染过的患者，男性和老年患者较难以达到临床治愈
- 24 周时培养阳性提示 72 周时的真菌学检查及临床治疗效果不佳

提高疗效的策略

补充治疗

从治疗开始直至 6 ~ 9 个月均为辅助治疗的时机。

间歇疗法

特比萘芬 250mg/d 每月治疗 7 天，治疗 3 个月，对 DLSO 有效。

联合治疗

甲处于外用药物和系统药物渗透途径的中间地带。

然而，许多抗真菌药物的传统剂型（粉剂、溶液、霜剂、软膏）并不特别适用于甲。

- 这些剂型并不能促进药物通过甲屏障进行渗透
- 考虑到获得一个健康甲需要长期应用，这些剂型并不合适
- 这些剂型难以在应用部位保持较长的时间（因为其容易被擦掉、抹去及洗掉）
- 这些剂型并不能够维持药物的持续释放

经甲药物释放系统（transungual drug delivery systems，TUDDS）

噻康唑的甲板渗透性相当好，但与其临床效果不符。

随着新型赋形剂的出现，药物释放系统得到进一步发展。新型赋形剂采用来自于化妆品配方的无色指甲油的形式。目前在许多国家，已经有两种化合物，阿莫罗芬和环吡酮胺，被加入到指甲油基质中。这些配方需要符合两种必要的先决条件：首先，活性成分可长期与甲接触。其次，薄膜储层可以使其中的活性成分逐步释放，通过溶剂的蒸发而使活性药物成分的浓度升高，从而实现高浓度梯度，这是最大限度渗透所必需的。

8% 的环吡酮胺甲涂剂是羟基吡啶酮的衍生物和无色指甲油的混合物。

与多数抗真菌药物相反，其并不干扰固醇的生物合成，而是扮演着螯合物的角色，主要影响铁依赖的线粒体酶。

环吡酮胺展示出针对多种皮肤癣菌、酵母菌和非皮肤癣菌的广谱抗真菌活性，包括红色毛癣菌、表皮癣菌属、念珠菌属和短帚霉。体外实验数据显示，环吡酮胺对一系列真菌具有杀菌作用。

使用含有环吡酮胺的甲涂剂治疗轻到中度皮肤癣菌感染的趾甲真菌病，每天一次，治疗 48 周。

8% 的环吡酮胺水溶性甲涂剂含有羟丙基壳聚糖、马尾草提取物和甲基硫酰基甲烷。使用这种形式的环吡酮胺既不需要甲磨削，也不需要应用指甲油清除剂，增加了甲的线性生长。

5% 的阿莫罗芬属于一种新型吗啉类抗真菌药物家族。阿莫罗芬抑制麦角固醇生物合成的两个步骤，即抑制 $\Delta 14$- 还原酶和 $\Delta 7,8$- 异构酶，这两种酶对于调节细胞膜的流动性具有较大的作用。这导致异常的固醇累积并抑制了真菌生长。

阿莫罗芬具有广谱的对抗植物和人类病原性真菌的抗真菌活性。阿莫罗芬对酵母菌、白念珠菌、新型隐球菌、双相和部分暗色真菌具有杀菌活性，但对曲霉、镰刀菌、毛霉抗菌活性不高。

机械处理及甲外科在甲真菌病治疗中的作用

手术可用于甲真菌病的治疗。在封包状态下的甲撕脱有助于治疗，但仅作为口服或者外用抗真菌药物的辅助治疗。这是理论上根除病原体最好的方式，特别是对治疗可能失败的患者而言。例如皮肤癣菌瘤中的角质包裹区域，药物无法渗透。除了皮肤癣菌甲感染以外，甲撕脱对治疗霉菌感染的甲真菌病也非常有效。

不推荐外科全甲拔除：远端甲床可能会收缩而且造成背侧移位。此外，拔除甲板后造成的对抗力缺失令末端软组织膨胀，再生甲的远端边缘被包裹。此种情况在很大程度上可以通过采用部分甲拔除术来避免，可选择真菌感染局限的患者在局部麻醉下实施手术。即使病变部位达到近端甲皱襞下方甲下组织隐藏的区域，也可在一次手术中切除感染的病甲部位。

对于 DLSO 病例，手术拔除的部分包括甲板的侧面或者中间部分。因此，所保留的足量正常甲能够抵消行走时远端软组织产生的向上的力量，而且这将防止远端甲壁产生。

在念珠菌引起的甲分离中，尽可能彻底清除剥离的甲板能够便于抗真菌药物的日常应用，直到甲正常生长。对于 PSO 病例，横断去除甲板无法黏附的基底部分并保留甲的远端部分可减少不适症状。对于难治性念珠菌甲沟炎伴甲板继发性损害，可新月形切除增厚的甲皱襞。手术治疗任何一型的甲真菌病时，撕脱部分必须包含一个正常甲边缘。

手术治疗联合间歇或者短期口服新的抗真菌药物已获得较好疗效。

对于存在手术风险的患者（患有免疫抑制性疾病，正在接受免疫抑制治疗，患有外周血管疾病），化学剥脱是一种无痛方法，已取代部分手术撕脱，但可能需要时常重复实施。40% 的尿素软膏可作用于甲角蛋白和病变甲床结合处，而对正常甲组织无效。

不同亚型的处理

对于伴皮肤癣菌侵犯的原发性踇趾甲分离，必须采用措施缓解压力和创伤的影响，例如提供合适的鞋子、鞋垫和趾保护垫。同时进行外用抗真菌药物治疗和反复修剪甲分离部分。

皮肤癣菌引起的浅表白色甲真菌病确诊后必须进行磨削（应用砂纸）。当培养结果为阴性时，采用甲背侧面削切技术或者甲板的 3mm 钻孔活检技术进行病理活检。当浅表白色甲真菌病（SWO）出现在甲小皮下方时，需进行联合治疗。

非皮肤癣菌性霉菌甲真菌病

假设已经确认从病甲中分离出的霉菌的致病作用，应当考虑到三种感染模式。

1. 由枝顶孢、曲霉或镰刀菌感染引起的 SWO，导致甲板可见部位感染或者出现近端甲皱襞下方的感染。
2. 由短帚霉、*Pyrenochaeta unguium-hominis*、对半柱顶孢和透明柱顶孢引起的 DLSO。
3. 由镰刀菌引起的 PSO。

机械治疗必不可少，例如部分拔甲或全甲拔除术。上述三种主要的系统抗真菌药物中的任意一种均可尝试与复方苯甲酸软膏联用，随后序贯应用甲涂膜剂治疗。

特比萘芬治疗曲霉感染，每天 500mg，每月治疗 1 周，治疗 3 个月后疗效较好。

念珠菌性甲真菌病

念珠菌性甲真菌病患者可以口服伊曲康唑、氟康唑，或者采用尿素进行局部化学剥脱后外用抗真菌药物治疗。如果这些方法无效，可采用部分或者完全拔甲联合系统药物化学治疗。

对于慢性皮肤黏膜念珠菌病，伊曲康唑和氟康唑治疗有效。

嵌甲成为甲真菌病有效治疗的不良并发症

临床医师应当警惕嵌甲可能是口服药物治疗甲真菌病的潜在并发症，原因在于临床上的治疗反应表现为甲板近端清理伴远端甲下碎屑清除。随着健康甲板的推进，它可黏附于甲床，切入侧缘甲皱襞，这也可以解释嵌甲发生的原因。

在残留的甲板上应用人工修饰甲或者凝胶。当完全拔除甲时，可在整个甲床处应用人工塑料甲，并应用微孔结构进行固定至所需的时间。两种类型的假指甲都可以阻止远端组织过度增生。

最后，长期间歇治疗可能阻止足癣的复发和减少甲再感染的风险。经甲药物释放系统（甲涂剂）可在治疗停止后仍保持甲板角质中的药物成分，其周期性应用被认为是合理和安全的预防复发的方法。

已发表的文献指出，阿莫罗芬甲搽剂每月应用两次预防甲真菌病，应用 3 年，疗效确切。

有趣的是，应用环吡酮胺水溶性甲搽剂显示，甲中残存的环吡酮胺总量为 8.8μg/mg，这比皮肤癣菌及酵母菌最小抑菌浓度的 3 倍还多。可进一步推测，活性成分在甲板中停留至少 4 周。

谨记

1. 保持甲清洁和短甲。
2. 避免在公众场合赤脚。
3. 每天应用抗真菌足粉。
4. 只穿自己的鞋。
5. 丢弃破旧的鞋子。
6. 穿着舒适、宽松、合适的鞋子。
7. 穿着棉质而非合成纤维的袜子。
8. 检查家庭成员是否有真菌感染并且进行必要的治疗。
9. 预防足癣。

扩展阅读

Baran R, Hay R, Haneke H, Tosti A. Onychomycosis. 2nd edn. Boca Raton. 2006; 77–129.

Baran R, Hay R, Haneke H, Tosti A. Onychomycosis. 2nd edn. Boca Raton. 2006; 119.

Dominguez-Cherit J, Teixeira F, Arenas R. Combined surgical and systemic treatment of onychomycosis. Br J Dermatol 1999; 140: 778–80.

Epstein E. How often does oral treatment of toenail onychomycosis produce a disease-free nail? An analysis of published data. Arch Dermatol 1998; 134: 1551–4.

Gianni C, Romano C. Clinical and histological aspects of toenail onychomycosis caused by Aspergillus spp: 34 cases treated with weekly intermittent terbinafine. Dermatology 2004; 209: 104–10.

Goodfield MJD, Evans EGV. Combined treatment with surgery and short duration oral antifungal therapy in patients with limited dermatophyte toenail infection. J Dermatol Treat 2000; 11: 259–62.

Gupta AK, Baran R, Summerbell R. Onychomycosis: strategies to improve efficacy and reduce recurrence. J Europ Acad Dermatol Venereol 2002; 16: 579–86.

Gupta AK, Fleckman P, Baran R. Ciclopirox nail lacquer topical solution 8% in the treatment of toenail onychomycosis. J Am Acad Dermatol 2000; 43: S70–80.

Hay R, Baran R. Onychomycosis: a proposed revision of the clinical classification. J Am Acad Dermatol 2011; 65: 1219–27.

Marty JP. Amorolfine nail lacquer: a novel formulation. J Eur Acad Dermatol Venereol 1995; 4(Suppl): S17–22.

Scher RK. Prevention, relapse and cure. Topical News Onychomycosis 2001; 3: 1–3.

Sigurgeirsson B, Olafsson JH, Steinsson JT, et al. Efficacy of amorolfine nail lacquer for the prophylaxis of onychomycosis over 3 years. JEADV 2009. [Epub ahead of print].

Sigurgeirsson B, Paul C, Curran D, Evans EVG. Prognostic factors of mycological cure following treatment of onychomycosis with oral antifungal agents. Br J Dermatol 2002; 147: 1241–3.

Zaias N. Onychomycosis. Arch Dermatol 1972; 105: 263–74.

4B ▌甲真菌病未来的治疗方案

引言

对于医师而言，甲真菌病治疗目前尚存在多个重大挑战。第一个挑战是有效治疗，目前可用的抗真菌药物疗效多为低效或中效。第二个挑战是给药周期。现阶段，甲真菌病治疗采用每日治疗或者是间歇性治疗。这需要患者有很高的依从性才能达到杀菌效果。最后一个挑战是药物内源性脱靶效应及与药物相互作用有关的不良反应。许多甲真菌病患者具有诱发因素，诸如糖尿病、外周血管疾病或者免疫抑制，这些疾病需要应用多种药物治疗。这也导致对这些患者系统应用抗真菌药物极为困难。

药物疗法

外用特比萘芬制剂

系统应用特比萘芬 250mg/d 是目前治疗甲真菌病的金标准。考虑到相关的不良反应及药物相互作用，系统应用特比萘芬也许并不适用于目前应用药物治疗的易患甲真菌病的患者。如果能够实现有效的经甲渗透，外用特比萘芬治疗甲病更合适，能够避免系统摄入药物，减少药物相互作用引起的相关问题。

【特比萘芬甲搽剂】

特比萘芬甲搽剂为 10% 特比萘芬，辅以渗透促进剂以利于药物深入甲板。每天应用，持续 48 周疗效显著。

【TDT-067】

TDT-067 是将特比萘芬包裹于传递体颗粒内，该颗粒是一种有亲水表面的聚合脂质颗粒，这种设计可促使药物渗透入甲板。TDT-067 每天应用两次，治疗 12 周。这种治疗方法最初可获得较高的真菌学治愈率，但随访至 48 周时治愈率降低。

【NB-002】

NB-002 是特比萘芬的纳米乳液。其体外抗菌活性与环吡酮胺、特比萘芬、伊曲康唑、萘替芬以及灰黄霉素类似。NB-002 已完成 Ⅱ 期临床试验，结果表明治疗后 25% ~ 31.7% 的受试者真菌培养阴性。

唑类抗真菌药物

唑类抗真菌药物是系统治疗甲真菌病药物中的最大类别，包括氟康唑、酮康唑和伊曲康唑。唑类药物治疗甲真菌病的疗效中等，其通过细胞色素 P450 酶代谢，存在一定的不良反应及药物相互作用。新的具有高效性且较少不良反应的唑类分子正在持续研发中，部分新分子实体药物已开发出系统药物和外用制剂。

外用唑类抗真菌药物

【联苯苄唑】

联苯苄唑是一种外用三唑类分子（实体药物），目前欧洲已有浓度为 1% 的霜剂用来外用治疗甲真菌病。其具有较好的抗红色毛癣菌效果，在北美地区重新获得重视。联苯苄唑目前正在进行Ⅲ期临床试验。

【艾菲康唑】

艾菲康唑（IDP-108）是一种新型三唑类分子（实体药物），目前正在进行Ⅱ期临床试验。目前尚无关于体外或者体内应用疗效的公开发表的数据。

【卢立康唑】

卢立康唑是一种外用三唑类药物，目前在日本有浓度为 1% 的霜剂或溶液。体外实验发现卢立康唑对红色毛癣菌、须癣毛癣菌和絮状表皮癣菌疗效显著。目前正在进行Ⅱ / Ⅲ期临床试验。

系统应用唑类抗真菌药物

【阿巴康唑】

阿巴康唑是目前正在研究中的三唑类药物，该药具有广谱抗皮肤癣菌及酵母菌的效果。目前已经完成治疗甲真菌病的Ⅱ期临床试验，但研究结果尚未发表。

【泊沙康唑】

泊沙康唑治疗甲真菌病的Ⅱ期双盲、多中心临床试验已于近期完成。试验中，治疗终点为培养阴性（MCR）或完全治愈 (CCR，定义为真菌学治愈同时仅有小于 10% 的甲有临床损害）。这一临床试验揭示泊沙康唑 400mg/d 或者 200mg/d 治疗 24 周与特比奈芬 250mg/d 治疗 12 周疗效相当。泊沙康唑 400mg/d 组的受试者培养阴性的比例为 78.8%，泊沙康唑 200mg/d 治疗组为 70.3%，特比萘芬 250mg/d 治疗组则为 71.4%。三种治疗方法完全治愈率则分别为 45.5%、54.1% 和 37%。最常见的不良反应为腹泻、恶心和乏力。

【普拉康唑】

普拉康唑是试验性三唑类药物，对毛癣菌属、小孢子菌属、念珠菌属有效。普拉康唑目前正在进行Ⅱ期临床试验。

【雷夫康唑】

雷夫康唑是一种目前正在进行Ⅱ期临床试验的三唑类抗真菌药物。最有效的用药方案为 200mg/d 治疗 12 周，56% 的受试者达到真菌培养阴性，46% 的患者达到完成缓解（仅少于 10% 的甲有临床损害）。

【伏立康唑】

伏立康唑已被批准用于治疗系统性真菌感染，包括念珠菌病和曲霉病。它在体外具有较广的抗菌谱，但治疗甲真菌病尚未进行大规模的试验研究。

Benzoxaboroles

Benzoxaboroles 是一种基于含硼分子的新型抗真菌药物，可通过抑制 LeuRS tRNA 合成酶来抑制蛋白质合成。这种作用机制极为独特，其他大多数抗真菌药物是针对细胞壁的合成途径起作用。

【Tavaborole】

Tavaborole 是第一个 Benzoxaborole 复合物，目前正在进行治疗甲真菌病的临床试验。与环吡酮胺相比，Tavaborole 在应用 72 小时后有更多的药物渗透进更深层的甲板腹侧面和中间层。临床试验中，5% 和 7.5% 的 Tavaborole 每天应用一次，共治疗 6 个月。治疗后的第 60 天，采用 5% 和 7.5% 治疗浓度的患者中分别有 97% 和 94% 真菌培养阴性。

【AN-2718】

AN-2718 是一种结构与 Tavaborole 类似的复合物。AN-2718 有较强的甲渗透能力，前期数据提示其对红色毛癣菌和须癣毛癣菌的疗效比 Tavaborole 更优。AN-2718 已经完成 I 期临床试验，一旦 Tavaborole 完成 III 期临床试验，它也将进入 II 期临床试验。

外用高分子聚合物屏障

目前正在研制外用于甲板的高分子聚合物屏障。这种成分不含有药物，覆盖在甲板的表面可隔绝水分和外界物质，避免其渗入甲板结构。这一薄膜每周应用 5 天，第 6 天移除，第 2 周继续这种治疗方案。治疗 6 个月后，63% 的受试者真菌培养阴性。

仪器治疗

仪器治疗是目前甲真菌病治疗发展较快的领域。仪器可促进药物释放，激活外用药物，或者通过光热效应直接杀伤真菌。仪器治疗比传统抗真菌治疗方法更为有利，主要由受过培训的专业人员在诊所实施该方案，患者只需配合，不需要自行操作，提高了患者对治疗的依从性。与仪器治疗合用的药物均为外用药，可减少系统用药的药物相互作用。

光动力治疗

光动力治疗（PDT）是使用可见光激活外源性光敏剂，产生活性氧杀伤真菌细胞。使用商品化光敏剂 5- 氨酮戊酸（ALA）和甲基氨酮戊酸（MAL）的 PDT 对甲真菌病的治疗效果已进行了评估。ALA 和 MAL 主要应用于治疗皮肤损害，包括日光性角化和非黑色素瘤的皮肤肿瘤，但其亦能应用于甲真菌病的治疗。在 ALA 和 MAL 治疗的病例报道和临床试验中，预先在甲板上应用尿素以促进光敏剂的渗透和摄取。应用 ALA 或者 MAL 3 ~ 5 小时后采用 630nm 或者 570 ~ 670nm 红光照射。病例研究显示其对皮肤癣菌和非皮肤癣菌性甲真菌病治疗均有效，但是单一的试验结果证据单薄，因为仅有 43% 的患者在 6 个月的时候达到培养阴性。图 4B.20 显示一例患者皮损改善的情况。

治疗前   治疗后

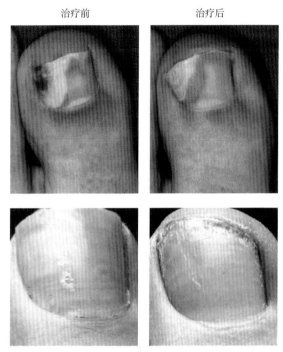

图 4B.20　应用 20%ALA 光动力治疗的临床病例。治疗方案包括 3 个疗程，间隔 2 周。患者先用 20% 尿素连续封包 10 个晚上。在光照射前，20%ALA 封包 3 小时。损害处用 570~670nm 光以 40J/cm^2 的能量照射。下面的图片是治疗后 18 个月随访时的情况。来源：Courtesy of Dr. Sotiriou

电离子透入疗法

电离子透入仪器应用电流增加甲板对特比萘芬的摄入。将特比萘芬凝胶或者膜涂于甲板上，应用电流的目的是促进特比萘芬渗入甲板。甲板就像蓄水池，能够随着时间的流逝，不断释放特比萘芬进入其下方组织，以利于治疗全甲感染。目前正在研制的有两种电离子透入仪器。第一种是膜片装置，使用打印电池作为动力，过夜应用。应用这种装置的患者在 12 周的随访中，真菌治愈率（培养阴性）为 84%。而患者单用含有特比萘芬的膜片治疗，真菌治愈率仅有 48%。第二种装置用于特比萘芬凝胶，并在体外模型中进行了测定。这一模型表明，通过电离子透入疗法的被动积累，增加了特比萘芬的摄入。

激光系统

激光系统是甲真菌病治疗中发展最快的领域。目前已有一系列的激光系统可用于治疗甲真菌病。许多变量能够影响激光能量传递到真菌，包括波长、脉冲形式、光斑面积和能量流量（表 4B.1）。波长决定了治疗目标和穿透进入甲板的激光能量。脉冲形式包括每个脉冲的长度（ms-ns）和重复频率（Hz）。激光脉冲越短，脉冲的最高能量越大。这些参数将影响为达到有效的光热效果所必需的脉冲次数。光斑面积影响治疗甲板的方便程度：光斑面积越大，越有利于覆盖甲板。能量流量是根据面积测量激光能量的释放。在许多病例中，尽管最大脉冲能量并不高，但长脉宽却能够释放更高的能量流量。

表 4B.1　商用激光系统

激光系统	波长（nm）	脉冲持续时间	频率（Hz）	光斑尺寸（mm）	能量值（J/cm^2）	国际认证
Dynamis, Fotona Inc.	1064	35ms	1	4	35 ~ 40	EU
Pinpointe FootLaser, Nuvolase, Inc.	1064	450μs	1	2.5	25.5	US，EU，加拿大，澳大利亚
GenesisPlus, Cutera, Inc.	1064	0.1 ~ 1ms	多达 200	1.5,5	5 ~ 40	US，EU，加拿大
VARIA, CoolTouch, Inc.	1064	600μs	5 ~ 100	2 ~ 10	—	US，EU
CT3 Plus Zoom, CoolTouch, Inc.	1032	450μs	—	2 ~ 10	—	EU
JOULE ClearSense, Sciton, Inc.	1064	0.3 ~ 200ms	多达 15	多达 6	< 200	US，EU
Q-Clear, Light Age, Inc.	1064	3 ~ 10ns	1-5	2.5 ~ 6	4 ~ 12	US，EU
Noveon, Nomir, Inc.	1064	—	—	—	150 ~ 190	EU
V-Raser, ConBio, Inc.	1064	—	—	—	—	

注：US，美国；EU，欧洲

【Nd:YAG 激光】

已批准的商业 Nd:YAG 激光采用 1064nm 波长治疗甲真菌病。部分学者也在进行 532nm 和 1320nm 波长的研究。Nd:YAG 1064nm 激光有三个脉冲宽度：毫秒长脉冲激光、微秒短脉冲激光和纳秒 Q 开关激光。一项研究应用飞顿长脉冲激光进行治疗，93.5% 的患者达到甲板真菌完全清除，在 4 次激光治疗后，12 ~ 18 个月随访时 100% 的患者达到真菌培养阴性。部分小样本开放性研究中采用短脉冲激光系统进行治疗，包括 Nuvolase PinPointe FootLaser（图 4B.21）、Cutera GenesisPlus（图 4B.22）和 Sciton JLE ClearSense（图 4B.23），6~9 个月的随访发现健康指（趾）甲生长明显增加。最初的临床试验还包括 Q 开关激光。利用 Q 开关激光进行治疗后发现，95% 的受试者中，平均 56% 的受累区域可恢复健康指（趾）甲生长。

治疗前　　　　　　　　治疗后

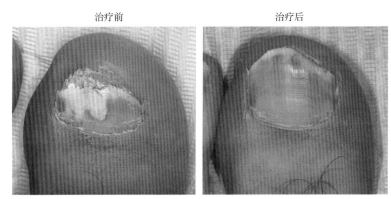

图 4B.21　使用 PinPointe FootLaser 进行单次治疗的典型反应。患者使用 250μs 脉宽、25.5J/cm² 能量以及 1Hz 频率激光连续照射两遍。治疗后图片来自于治疗后 6 个月时的随访资料。来源：Courtesy of Nuvolase, Inc.

治疗前　　　　治疗后

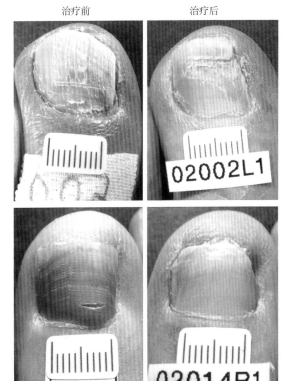

图 4B.22　使用 Cutera GenesisPlus 进行单次治疗的典型反应。治疗后图片分别来自于治疗 6 个月（上）和 9 个月（下）随访资料。来源：Courtesy of Michael A. Uro, D.P.M.（上）、David L. Weiss, D.P.M.（下）和 Cutera, Inc.

治疗前 治疗后

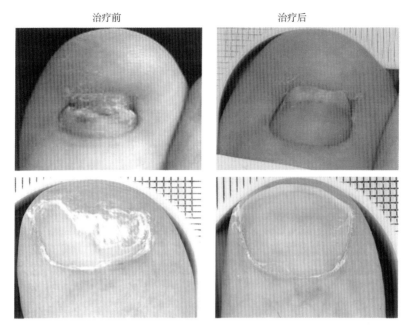

图 4B.23　使用 Sciton JOULE ClearSense 进行单次治疗的典型反应。患者以 300μs 脉宽，12 J/cm² 能量和 6 Hz 频率治疗。后面的照片拍自治疗后 6 个月随访时。来源：Courtesy of Maria Quintano, RN（上），Mary Beth Mudd, MD（下）和 Sciton, Inc.

【二极管激光】

二极管激光目前在北美还尚未批准用于治疗甲真菌病。然而两种二极管激光已经被用来治疗甲真菌病。Noveon 激光含有 870nm 和 390nm 双波长激光，体外研究显示其对红色毛癣菌和念珠菌有杀菌作用。临床试验表明，应用该激光治疗后，30% 的受试者达到真菌治愈，85% 的受试者出现健康指甲生长。此外，目前还有 980nm V-Raser 的临床试验。

结论

目前有许多新兴的处于发展过程中或者可行的用于治疗甲真菌病的方法。这些治疗中的大多数具有很好的初期结果，但尚需进行深入研究，以确定这些新选择是否等同甚至是优于现有的治疗。这些药物治疗上的新选择也许能够帮助患者减少不良反应和增加患者治疗上的选择。仪器治疗也同样能够减少不良反应和提高患者治疗的长期依从性。这些治疗方法在不远的将来也许能够提高甲真菌病治疗的疗效。关于新治疗形式的更多研究和发表数据将有利于确定这些方法对于治疗皮肤癣菌和非皮肤癣菌性甲真菌病的有效性。

扩展阅读

Amichai B, Mosckovitz R, Trau H, et al. Iontophoretic terbinafine HCL 1.0% delivery across porcine and human nails. Mycopathologia 2010; 169: 343–9.

Baran R, Tosti A, Hartmane I, et al. An innovative water-soluble biopolymer improves efficacy of ciclopirox nail lacquer in the management of onychomycosis. J Eur Acad Dermatol Venerol 2009; 23: 773–81.

Beutner K, Toledo-Bahena M, Barbosa-Alanis H, et al. Interim Results of a Multi-Center Study to Evaluate the Safety and Efficacy of Topically Applied AN2690 5.0% and 7.5% Solutions for the Treatment of Onychomycosis of the Great Toenail. [Available from: anacor.com/pdf/ESDR_P565.pdf]. Accessed April 4, 2011.

Capilla J, Ortoneda M, Pastor FJ, Guarro J. In vitro antifungal activities of the new triazole UR-9825 against clinically important filamentous fungi. Antimicrob Agents Chemother 2001; 45: 2635–7.

Dominicus R, Weidner C, Tate H, Kroon HA. Open-label study of the efficacy and safety of topical treatment with TDT 067 (terbinafine in Transfersome®) in patients with onychomycosis. BJD 2011. [Epub ahead of print].

Elewski B, Pollak R, Ashton S, et al. A randomised, placebo- and active-controlled, parallel-group, multicentre, investigator-blinded study of four treatment regimens of posaconazole in adults with toenail onychomycosis. Br J Dermatol 2010. [Epub ahead of print].

Gupta AK, Leonardi C, Stoltz RR, Pierce PF, Conetta B, and the Ravuconazole onychomycosis group. A phase I/II randomized, double-blind, placebo-controlled, dose-ranging study evaluating the efficacy, safety and pharmacokinetics of ravuconazole in the treatment of onychomycosis. JEADV 2005; 19: 437–43.

Harris DM, McDowell BA, Stristower J. Laser treatment for toenail fungus. Proc SPIE 2009; 71610(M): 1–7.

Ijzerman M, Baker J, Flack M and Robinson P. Efficacy of topical nanoemulsion (NB-002) for the treatment of distal subungual onychomycosis: a randomized, double-blind, vehicle-controlled trial. JAAD 2010; 62: abstract P2108.

Kozarev J. Summary: clearsteps – laser onychomycosis treatment: assessment of efficacy 12 months after treatment and beyond. J Laser Health Acad 2011; 2011: S07.

Landsman AS, Robbins AH, Angelini PF, et al. Treatment of mild, moderate, and severe onychomycosis using 870- and 930-nm light exposure. J Am Podiatr Med Assoc 2010; 100: 166–77.

Sotiriou E, Koussidou-Ermonti T, Chaidemenos G, Apalla Z, Ioannides D. Photodynamic therapy for distal and lateral subungual toenail onychomycosis caused by Trichophyton rubrum: preliminary results of a single-centre open trial. Acta Derm Venereol 2010; 90: 216–17.

Vanden Bossche H, Ausma J, Bohets H, et al. The novel azole R126638 is a selective inhibitor of ergosterol synthesis in Candida albicans, Trichophyton spp., and Microsporum canis. Antimicrob Agents Chemother 2004; 48: 3272–8.

Vural E, Winfield HL, Shingleton AW, Horn TD, Shafirstein G. The effects of laser irradiation on Trichophyton rubrum growth. Lasers Med Sci 2008; 23: 349–53.

5 扁平苔藓

扁平苔藓（Lichen planus，LP）是一种相对常见的炎症性皮肤病，病程数月至数年。患者常在30~70岁发病，女性略多于男性。人群中发病率为1%~2%。"苔藓"这一名称指的是生长在岩石和树木上的苔藓植物，"扁平"的意思是平的。LP的确切病因尚不明确，但其发病与压力、遗传、对药物的过敏反应及病毒感染（如丙型肝炎病毒感染）有关。Sowden等（2006）描述了一例局限于甲损害的LP患者伴发原发性胆汁性肝硬化。

扁平苔藓主要累及皮肤、甲、阴道、阴茎，以及包括口唇在内的黏膜部位（表5.1）。1%~15%的病例累及一个或多个甲，指甲和趾甲均可累及，指甲更常见。

如下所示有5种LP甲损害：

1. 典型的甲母质LP（80%）；
2. 甲床LP；
3. 糙甲症；
4. 特发性甲萎缩；
5. 大疱糜烂性LP。

表 5.1　扁平苔藓的非特征性表现

累及甲母质	累及甲床
甲板变薄	甲下角化过度
纵沟	纵向红甲
纵向黑甲	甲下色素沉着
脆甲症	甲分离
远端裂开	
嵴状甲板	
不规则点状凹陷	
最终甲母质破坏和无甲	

LP 特征性改变

翼状胬肉

翼状胬肉是由甲母质炎症造成的，紧贴甲板腹侧面，导致甲下皮的甲下延长及远端甲沟消失。翼状胬肉极其罕见（<5%），往往只影响一个甲，与病程长短无关（图5.1）。

谨记
第一个受累的指甲往往是最严重的。

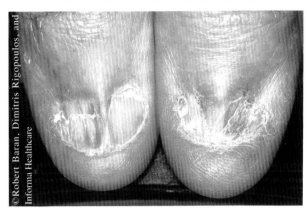

图 5.1　翼状胬肉累及两个指甲

　　黄甲综合征样改变也是 LP 甲的一个可能征象，与受累及肢体或手指数量无关。LP 中出现甲变黄的原因不明，推测其产生原因是由于下肢淋巴循环较差。儿童 LP 指甲损害并不罕见，但可能被低估了（病例的 10%）。它在男性中多见。常为不典型的临床表现，如 20 甲营养不良或特发性甲粗糙（图 5.2）。甲 LP 患者中，合并皮肤或黏膜损害的儿童（15%）较成人（25%）少见。儿童背侧形成翼状胬肉极为罕见。

　　甲床 LP 并不常见，常伴甲板异常，如甲分离和轻度甲下角化过度，在这种情况下甲床活检可明确诊断（图 5.3）。

　　大疱性 / 糜烂性 LP 非常罕见，以甲的疼痛性糜烂为特征（图 5.4），常累及 1~2 个趾甲，可能伴发其他部位糜烂。治疗后通常有瘢痕形成。

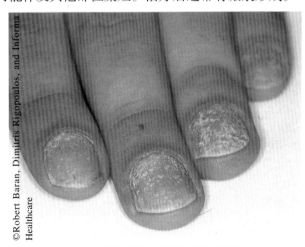

图 5.2　扁平苔藓特发性甲粗糙（糙甲症）

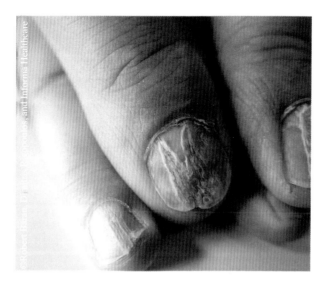

图 5.3 扁平苔藓浅表甲营养不良

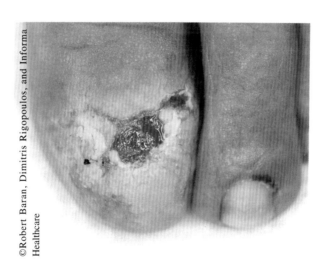

图 5.4 糜烂溃疡性扁平苔藓

诊断

仅根据 LP 的临床表现难以诊断。甲活检较困难，也不十分必要。LP 病理特征为密集的正角化过度，颗粒层楔形增厚，不规则棘层增厚，基底细胞层破坏，真皮浅层带状炎症细胞浸润，浸润的细胞主要为淋巴细胞，伴少量的巨噬细胞、嗜酸性粒细胞和浆细胞。此外，与受损基底细胞相邻的真皮浅层常见噬黑素细胞。

Civatte 小体的存在（也称为胶样小体和透明小体）代表变性的、发生凋亡的角质形成细胞。

> **谨记**
>
> 甲半月的红色斑点样结构可能显而易见,但并非是 LP 的特征性改变。

鉴别诊断包括移植物抗宿主病、扁平苔藓性药物反应、Stevens-Johnson 综合征后甲瘢痕形成、甲母质创伤和红斑狼疮导致的甲改变。

治疗

因为本病的病因不明，常进行对症治疗及抗感染治疗。

甲 LP 表现可从轻微的甲营养不良到无甲症。因此，治疗需及时，以避免永久性甲畸形或全甲脱失。甲畸形或甲脱失对大多数治疗无反应。

> **谨记**
>
> 无须治疗背侧翼状胬肉，因其不可逆。不必治疗糙甲症，因其可自愈。

1. 部分病例于皮损处外用糖皮质激素有一定疗效。封包使用治疗效果更为显著。

2. 应用曲安奈德 0.5mg/kg 肌内注射，每 30 天一次，治疗 3～6 个月，然后逐渐停用，可以作为一个治疗选择。

3. 也可在皮损内注射糖皮质激素，治疗时非常疼痛，如曲安奈德每甲 0.5～0.1mg，每两个月治疗一次。

4. 口服泼尼松片 0.5mg/kg，治疗 3 周，对部分患者有效。

5. 阿维 A 单用或联合外用糖皮质激素。

6. Mostafa（1989）报道应用磷酸氯喹 250mg，每日两次治疗甲 LP，10 周后疗效显著，30 周后皮损消退。然而停药 10 周后，已治愈的病甲复发。

7. Ujiie 等于 2010 年报告，5 位甲 LP 患者采用 0.1% 他克莫司软膏，每日两次外用治疗，6 个月后皮损得到明显改善，没有报告不良反应。

8. 应用阿维 A 酸 30mg，每日一次，可能有效。

> **谨记**
>
> 约 50% 的患者无论采用何种治疗方法均无效。

有报告称短时间外用 5% 氟尿嘧啶治疗有一定疗效。

推荐儿童应用生物素每天 2.5mg，成人每天应用 7.5～10mg，治疗 6 个月。

谨记

1. 治疗应在翼状胬肉形成之前。

2. 12 岁以下儿童无须治疗，除非翼状胬肉已经开始出现。

3. 对系统应用糖皮质激素治疗无反应的患者，即使联合应用硫唑嘌呤或系统应用维 A 酸类药物，亦不能改善病情。

扩展阅读

Goettmann S, Zaraa I, Moulonguet I. Nail lichen planus: epidemiological, clinical, pathological, therapeutic and prognosis study of 67 cases. J Eur Acad Dermatol Venereol 2011.

Gordon KA, Vega JM, Tosti A. Trachyonychia: a comprehensive review. Indian J Dermatol Venereol Leprol 2011; 77: 640–5.

Mostafa WZ. Lichen planus of the nail: treatment with antimalarials. J Am Acad Dermatol 1989; 20(2 pt 1): 289–90.

Piraccini BM, Saccani E, Starace M, et al. Nail lichen planus: response to treatment and long term follow-up. Eur J Dermatol 2010; 20: 489–96.

Sehgal VN. Twenty nail dystrophy trachyonychia: an overview. J Dermatol 2007; 34: 361–6.

Sowden JM, Cartwright PH, Green JR, et al. Isolated lichen planus of the nails associated with primary biliary cirrhosis. Br J Dermatol 2006; 121: 659–62.

Tosti A, Piraccini BM, Cambiaghi S, et al. Nail Lichen Planus in children clinical features, response to treatment, and long-term follow-up. Arch Dermatol 2001; 137: 1027–32.

Ujiie H, Shibaki A, Akiyama M, et al. Successful treatment of nail lichen planus with topical tacrolimus. Acta Derm Venereol 2010; 90: 218–19.

6 假单胞菌感染

甲沟炎

急性甲沟炎由假单胞菌感染引起。临床典型表现为近端甲皱襞的红斑和肿胀，伴有疼痛。在反复发作的病例中，可观察到甲板营养不良。另一方面，由于甲小皮缺失，近端甲皱襞及甲板之间形成裂隙，易于细菌病原体的接种和增殖，因此，慢性甲沟炎也是假单胞菌感染的易感因素之一。

甲分离

甲分离是假单胞菌感染的非特征性改变。炎症导致甲板与甲皱襞分离。另一方面，甲分离在慢性甲沟炎中较为常见，这是由创伤或变应原刺激导致的，因此，其可发生于假单胞菌感染之前。

绿甲

> **谨记**
> 目前，不再认为念珠菌属或者曲霉菌属可导致甲变绿。

绿甲（图6.1）的形成是由绿脓菌素（一种由假单胞菌产生的毒力因子）沉积于甲板上所致。颜色可以是松绿色、蓝绿色或者墨绿色，被认为是假单胞菌感染的特征性表现。这种颜色改变可影响部分或整个甲板。近端甲皱襞反复感染可以导致甲绿色横沟，每次感染都会导致微生物和色素沉积。

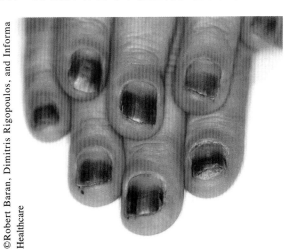

©Robert Baran, Dimitris Rigopoulos, and Informa Healthcare

图 6.1 绿甲综合征

表 6.1   假单胞菌感染的甲表现

甲沟炎

甲分离

绿甲

果香味

通常累及 1 ~ 2 个甲。

诊断

从近端甲皱襞取材进行直接镜检及培养可分离出假单胞菌。从甲碎屑取材进行直接镜检及培养可排除甲真菌病。

> **谨记**
>
> 假单胞菌感染可以通过将绿甲碎屑浸泡于水中或氯仿中进行诊断。如果颜色变绿，提示指甲中可能存在假单胞菌感染及色素沉着。如果颜色不明显，伍德灯可使溶液产生荧光。

治疗

外用治疗包括去除甲板的分离部分，避免潮湿，每天 2 次应用 2% 次氯酸钠刷甲床，每天 2 次应用 2% 稀释乙酸或者多黏菌素 B_2 和食醋浸泡 (10 份水，1 份白醋)，或者每天 2 次应用 0.1% 盐酸奥替尼啶溶液浸泡 10 分钟。治疗需持续至少 6 周。

喹诺酮类药物系统治疗并不常用。

> **谨记**
>
> 1. 建议先戴一层棉布手套，再戴橡胶手套，避免指甲潮湿。
>
> 2. 尽量进行培养以确诊假单胞菌感染和排除甲真菌病，也能发现绿脓菌素色素沉着掩盖下共存的甲真菌病。
>
> 3. 坚持随访，绝大多数病例呈复发性。

扩展阅读

Elewski BE. Bacterial infection in a patient with onychomycosis. J Am Acad Dermatol 1997; 37(3 Pt 1): 493–4.
Maes M, Richert B, de la Brassinne M. Green nail syndrome or chloronychia. Rev Med Liege 2002; 57: 233–5.
Rallis E, Paparizos V, Flemetakis A, et al. Pseudomonas fingernail infection successfully treated with topical nadifloxacin in HIV-positive patients: report of two cases. AIDS 2010; 24: 1087–8.
Rigopoulos D, Rallis E, Gregoriou S, et al. Treatment of pseudomonas nail infections with 0.1% octenidine dihydrochloride solution. Dermatology 2009; 218: 67–8.

7 │ 单纯疱疹（疱疹性瘭疽或疱疹性甲沟炎）

病原体：Ⅰ或Ⅱ型单纯疱疹病毒

> **谨记**
>
> 通常是单个指甲（示指或拇指）受累。
> 文献中仅报道过一例患者所有10个手指均感染单纯疱疹。

水疱

　　水疱出现于接触病毒后 3 ~ 10 天，在出现红斑和疼痛之前或之后出现。水疱可以相互融合，皮损可呈现明显的淡黄色蜂窝样表现。甲下出血并不少见。可发生葡萄球菌及链球菌的合并感染。有时水疱并不明显，并可见溃疡（图 7.1）。

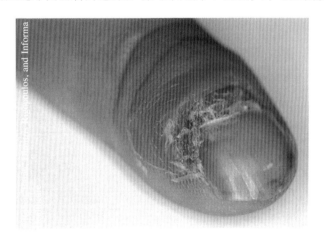

图 7.1 　单纯疱疹伴近端甲下溃疡和脱甲症

疼痛

　　患者常常会描述烧灼样疼痛感，而且感觉强烈。疼痛与皮损严重程度并不成比例，这有助于鉴别疱疹性瘭疽与急性细菌性甲沟炎。

甲沟炎

　　常表现为急性甲沟炎的特征，红斑、肿胀及如上所述的疼痛。2 ~ 3 周后可痊愈。

<table>
<tr><td colspan="1" align="center">表 7.1　单纯疱疹的症状</td></tr>
</table>

表 7.1　单纯疱疹的症状
红斑
水疱形成
疼痛
甲沟炎
甲下小血肿

诊断

Tzanck 涂片、培养或快速免疫荧光检测可确定诊断。

治疗

直到水疱愈合 7 天后，单纯疱疹病毒仍具有较强的传染性，因此应建议避免密切接触。医务人员应保持警惕，因乳胶手套仅能减少其传播。

对于严重的顽固病例，治疗药物包括外用阿昔洛韦和系统应用伐昔洛韦或泛昔洛韦。手术引流并不能缓解疼痛，相反可能还会增加双重感染的风险。大的水疱可以开放以减轻患者不适，特别是位于甲母质处的水疱，因为理论上存在甲母质损害导致甲永久畸形的风险。

复发性疱疹性瘭疽可能需要进行 6～12 个月的抗病毒治疗（病毒抑制疗法）。

谨记

1. 口腔感染患者可能会由于咬指甲或者吸手指导致疱疹病毒的自身接种。
2. 脚趾的感染也有报道，但极为罕见。
3. 少数患者需要适当的健康教育，治疗继发细菌感染以及密切随访。

扩展阅读

Murthy SC, Shetty S. Herpetic whitlow. Indian Pediatr 2011; 48: 665.
Richert B, André J. Nail disorders in children: Diagnosis and management. Am J Clin Dermatol 2011; 12: 101–12.
Rubright JH, Shafritz AB. The herpetic whitlow. J Hand Surg Am 2011; 36: 340–2.
Wu IB, Schwartz RA. Herpetic whitlow. Cutis 2007; 79: 193–6.

8 | 疣

病原体

　　人乳头瘤病毒（HPV）是 DNA 病毒，1、2、4 和 7 型可导致肉贩疣（寻常疣）。目前已发现超过 90 种不同类型的 HPV。与皮肤损害相关的 HPV 归类为皮肤型 HPV，此类 HPV 不同于生殖器损害相关的生殖器型 HPV，其区别在于皮肤型 HPV 不含 E5 开放读码框（少数皮肤型 HPV 例外），而生殖器型 HPV 则含有。

　　甲周疣最常发生于 12 ～ 16 岁的少年（图 8.1）。疣体通常位于近端甲皱襞和甲侧襞，以及甲下皮，并可从上述部位向甲床侵袭，不直接侵袭甲母质。尽管如此，疣体也可累及甲母质，导致甲板出现沟嵴。皮肤的磨损和浸渍有助于病毒渗透，这解释了为什么甲周疣最常见于咬指甲的人、吸吮手指的儿童和在潮湿环境工作的人。有时发生在近端甲皱襞的疣表现为近端甲皱襞显著水肿，类似异物反应（图 8.2）。

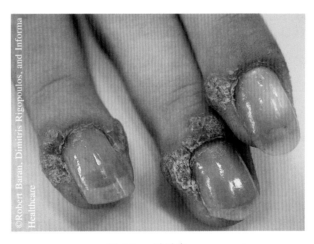

图 8.1　甲周疣

> **谨记**
> 　　对于咬手指的甲周疣患者，需要检查患者的嘴唇和面部。

　　疣的接种时间从数周至一年不等。
　　甲周疣通常是无症状的，但疣体开裂或疣体在甲下生长可以导致疼痛。

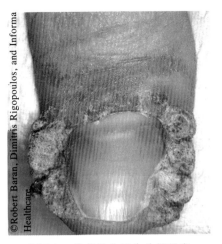

图 8.2　类似异物反应的甲周疣

表 8.1　疣的特征
表面粗糙
高度角化
乳头瘤样
呈肤色

在宿主对 HPV 感染的免疫反应中，体液免疫和细胞免疫均起到重要作用，所以原发性和继发性免疫缺陷都能导致疣体的持续感染。

> **谨记**
> 甲下疣据称可出现骨侵蚀，必要时需做 X 线检查。

诊断

通常情况下，根据临床表现很容易做出疣的诊断。有些情况下，尤其是疣体位于甲下时，需要进行活检及病毒的 PCR 检测或者 Southern 印迹杂交，以确定所感染的 HPV 类型。

> **谨记**
> HPV 无法培养。

预后

大约 25% 的疣体会在 6 个月内消退，65% 的疣体会在 2 年内消退。

治疗

虽然甲周疣和甲下疣难以治疗，但激进的治疗方式也是不必要的，尤其是对儿童患者而言。

影响治疗方案选择的因素包括疣体的数量和确切部位、患者年龄以及医生的经验等。

外用治疗

1. 剥脱剂
2. 斑蝥素
3. 咪喹莫特
4. 免疫治疗
5. 其他治疗

1. 角质剥脱剂或者角质溶解剂普遍用于治疗儿童疣，包括单一成分的 10%～40% 水杨酸或者与乳酸混合，多为乳膏、软膏、胶带或者快干的丙烯酸涂料剂型。为增加药物渗透性并达到最佳治疗效果，可在应用这些药物前，将治疗区域浸泡于热水中 5～10 分钟而水化。

2. 19% 斑蝥素联合 30% 水杨酸、2% 鬼臼毒素涂于火棉胶中封包 4～6 小时可以获得良好疗效。

3. 咪喹莫特是一种局部细胞因子诱导剂，尤其是诱导产生 α 干扰素。以 5% 的乳膏剂在睡前涂抹，保持 6～10 小时后洗掉。咪喹莫特平均外用 3 周后，80% 的甲下疣和甲周疣可完全治愈。但这不属于咪喹莫特的适应证，因为该药目前仅被批准用于治疗生殖器疣、日光性角化症和基底细胞癌。

4. 二丁醚酸或二苯基环丙烯酮每周一次外用可有效治疗顽固疣。它们作为强致敏剂而发挥治疗作用。使用该治疗方法的患者经过 6 个月共 5 个疗程的治疗后，87.7% 可清除疣体。

5. 治疗的很大一部分属于心理干预手段。

不同的地域使用很多其他物理治疗方法，尤其是针对儿童患者。一些皮肤科医师在使用标为"疣胶带"的普通胶带卷，将胶带小心缠绕在手指上并保持6天，在随后的早晨更换新的胶带。根据文章作者所述，4周后治愈率可达80%。

另外一种治疗甲周疣的方法是将受累的手指浸泡在45℃的水里保持30分钟，每周3次。

前面提到，甲周疣是咬手指的一种常见并发症，所以使用味道不佳的制剂比如4%的奎宁凡士林膏、季铵盐衍生物涂在远端指节背侧可能有预防效果。从指甲护理的原则来看，女性应当杜绝习惯性抠指甲（habit-tic），可以利用涂色或者甲装饰来帮助患者保护指甲免于损伤。

系统治疗

1. 免疫调节
2. 干扰素
3. 抗有丝分裂剂

1. 西咪替丁是一种 H_2 受体拮抗药，已被证实是一种免疫调节剂，可能通过阻断抑制性T细胞的 H_2 受体而增强细胞免疫。应用西咪替丁增加淋巴细胞的增殖，抑制抑制性T细胞功能并增强皮肤测试的反应性。它已成功用于刺激T细胞介导的免疫缺陷患者的免疫系统。西咪替丁已经用于治疗荨麻疹、肥大细胞增生症、各种嗜酸性粒细胞性皮病、疣、体表尖锐湿疣、传染性软疣和疣状表皮发育不良。该药的不良反应发生率低（低于3%）且通常极轻微。近年文献中已有报道使用大剂量西咪替丁（30～40mg/kg）治疗病毒疣，结果不一致。然而，目前的数据不支持使用 H_2 拮抗剂治疗寻常疣。

2. 一位难治性甲下疣和甲周疣患者通过静脉注射成纤维细胞 β 干扰素 [3个周期，每周期14天；每日剂量（1～3）× 10^6IU] 获得了完全缓解，治疗完成1年后无复发。

但是对于常规治疗来说，这种方法过于昂贵和复杂。

3. 在采用恩纳（利多卡因和丙胺卡因 1：1）表面麻醉后，将博来霉素溶液（一种细胞毒性多肽，可以与疣体内病毒DNA结合，从而防止病毒复制，导致细胞死亡）（1U博来霉素 ×1ml灭菌盐水）滴在疣体上，然后用针头扎到疣体内，每 $5mm^2$ 约扎40次。治疗3～4周后，疣体可形成焦痂并逐渐坏死，然后可被去除。皮损内注射博来霉素是一个相当疼痛的治疗过程；医师一般不对甲周疣或甲下疣采取这种治疗方式，除非在局部麻醉（不含肾上腺素）下拔甲后对甲下病灶进行博来霉素针刺治疗。

外科治疗

1. 冷冻治疗

2. 激光治疗
- CO$_2$
- 脉冲染料激光
- Er:YAG

3. 光动力治疗（PDT）

4. 电烙术

5. 手术

1. 液氮（-196℃，即 -320.8°F）冷冻治疗可以使用棉签或冷冻枪。带 -70℃（-94°F）冷冻接头的喷雾器在一些国家可以作为非处方产品由患者自行使用，其治疗效果不同。由于这种治疗方式相当疼痛，所以不应作为幼儿的一线治疗方式。

在治疗角化过度的甲周疣时，应在冷冻前先进行削剪，从而能够对较深组织进行冷冻。冷冻时间应控制在 10 ~ 15 秒，直到周围 1 ~ 2mm 范围内的皮肤变白，疣体才被冻结。冷冻的总体治愈率近 90%。

当疣体位于近端甲皱襞时，由于下方的甲母质受损，甲板可出现脱甲症、白甲症和博氏线（Beau's line）。甲萎缩非常少见，但可发生，并可能是永久性的。

2. 激光治疗
- CO$_2$ 激光：大多数情况下，利用 CO$_2$ 激光使甲周疣气化是有效的。治疗过程中会导致疼痛感，但是大多数情况下持续时间较短，并且可控。通常需要进行 1 ~ 2 次治疗。CO$_2$ 激光治疗最主要的缺点和副作用是愈合和术后恢复延迟，以及设备成本较高。感染和明显的甲营养不良并不常见。
- 585nm 和 595nm 脉冲染料激光：这种激光的基本治疗原理是破坏疣体的毛细血管，因为这些波长的光被氧合血红蛋白所吸收。2 ~ 4 次治疗后，甲周疣的治愈率不超过 35%。
- Er:YAG 激光：这种激光能造成可控的组织磨削，与 CO$_2$ 激光相比热损伤极小。Langdon 已使用这种激光获得了良好的安全性、最小的复发率、极小的损伤和疼痛，并且无须注射麻醉剂。

3. PDT：这是一种治疗甲周疣的新方式，需要应用外源性光敏剂（在这种情况下，需要在照射前涂抹 20% δ - 氨基乙酰丙酸 -ALA 乳膏 3 ~ 6 小时）。它在恶性和异常细胞中存留的时间长于在正常细胞中的存留时间。光动力效应包括利用适当波长的光（在这种情况下，使用 580 ~ 720nm、100nW/cm^2 能量密度的光照射 5 ~ 30 分钟）激发光敏剂产生毒性自由基，直接损伤组织。PDT 的机制包括直接杀伤肿瘤细胞和破坏血管后的继发效应。这种方法曾使 90% 的患者完全清除了疣体。平均治疗 4 ~ 5 次。这是一种不会导致瘢痕或甲畸形的非侵入性治疗手段。这种治疗的疼痛轻微，适合儿童患者。由于所需治疗次数较多，PDT 的长疗程成为它的劣势。

4. 电烙术：由于这种方法可能产生瘢痕，所以不应用于治疗甲周疣。

5. 手术：由于手术可能导致伤口愈合不良、创伤、疼痛性瘢痕、出血以及长时间的不适，所以不宜采用。

谨记

1. 当冷冻治疗时，切忌过度冷冻，否则可能影响甲母质，导致白甲或甲脱落，有时还会导致甲板萎缩。

2. 在治疗角化过度的甲周疣时，应在冷冻前先进行削剪，从而达到对深部组织的冷冻。

3. 针对甲床及甲皱襞处的疣，最佳治疗方式为博来霉素针刺。

扩展阅读

AlGhamdi KM, Khurram H. Successful treatment of periungual warts with diluted bleomycin using translesional multipuncture technique: a pilot prospective study. Dermatol Surg 2011; 37: 486–92.

Chern E, Cheng YW. Treatment of recalcitrant periungual warts with cimetidine in pediatrics. J Dermatolog Treat 2010; 21: 314–16.

Matsukura T, Sugase M. Relationships between 80 human papillomavirus genotypes and different grades of cervical intraepithelial neoplasia: association and causality. Virology 2001; 283: 139.

Micali G, Dall'Oglio F, Nasca MR. An open label evaluation of the efficacy of imiquimod 5% cream in the treatment of recalcitrant subungual and periungual cutaneous warts. J Dermatol Treat 2003; 14: 233–6.

Moore AY. Clinical applications for topical 5-fluorouracil in the treatment of dermatological disorders. J Dermatol Treat 2009; 20: 328–35.

Rampen FH, Steijlen PM. Diphencyprone in the management of refractory palmoplantar and periungual warts: an open study. Dermatology 1996; 193: 236–8.

Sardana K, Garg V, Relhan V. Complete resolution of recalcitrant periungual/subungual wart with recovery of normal nail following "prick" method of administration of bleomycin 1%. Dermatol Ther 2010; 23: 407–10.

9 | Hallopeau 连续性肢端皮炎

这种疾病于 1890 年由 Hallopeau 首次报道，当时命名为"增殖性脓皮病"。其病因及发病机制仍未知，尽管如此，很多研究者认为它是具有慢性复发病程的脓疱性银屑病的变异型。

约 30% 的掌跖脓疱病患者会累及甲。连续性脓疱可导致甲破坏和末端趾（指）骨萎缩。

表 9.1 连续性肢端皮炎的体征
脓疱
甲营养不良
甲沟炎
甲分离
远端趾骨和指骨溶解
甲缺失

脓疱

甲皱襞周围及甲板下的无菌性小脓疱，初发于一个或两个手指，初发于脚趾较少见，其周围为充血区域（图 9.1）。

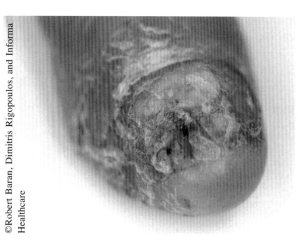

图 9.1 连续性肢端皮炎

　　甲床和甲母质的连续性脓疱可导致甲破坏，远端趾（指）骨萎缩后会继发甲床的整体破坏和严重的甲营养不良。

甲分离

　　这是由于脓性物质和鳞屑形成的渗出性厚团块堆积在甲下导致的。

> **谨记**
> 包括儿童在内的年轻患者有一个手指或脚趾受累应考虑本病。

治疗

　　Hallopeau 连续性肢端皮炎的治疗比其他慢性脓疱病更加困难，更确切地说是令人失望的，因为大多数药物都无法使病情达到长期缓解。

　　文献中只有治疗的个案报道，缺乏对照研究。

　　1.阿维 A 酸 0.5mg/（kg·d）治疗 4 ~ 6 个月后似乎有效。在一个病例中阿维 A 酸联合钙泊三醇软膏外用取得了显著疗效。

　　2.报道称在一个病例中，311nm UVB 靶部位光疗可控制病情。

　　3.一个患者一天两次外用钙泊三醇软膏几乎可以完全抑制新发脓疱。

　　4.一个婴儿患者联合使用沙利度胺和 UVB 光疗，取得良好的疗效。

　　5.一个患者曾用 8- 甲氧沙林（未封包）加局部窄谱 UVB 光疗。

　　6.口服四环素及外用倍他米松乳膏封包显示对该病非常有效。

　　7.0.1% 他克莫司软膏一天两次单独外用并用锡纸封包，或联合钙泊三醇软膏，已被证明能成功地治疗连续性肢端皮炎。

　　8.位于姆趾的病变采用含有钙泊三醇和二丙酸倍他米松的软膏治疗可获得良好的疗效。

　　9.氨苯砜 200mg/d 治疗 4 周后可获得良好疗效。

　　10.人抗 TNF- α 单克隆抗体英夫利西 3mg/kg，静脉输注治疗 4 个月后可以观察到皮损明显改善。

　　11.益赛普 50mg 一周两次和甲氨蝶呤每周 10mg 似乎可以很好地控制病情。

　　12.阿达木单抗联合阿维 A 酸 50mg/d 已被证明可以有效地治疗一例难治病例。阿达木单抗也曾单独用于治疗 3 名患者，并取得了显著且持久的疗效。其中两位患者先前接受其他生物治疗无效，这说明阿达木单抗对于其他生物治疗无效的连续性肢端皮炎患者仍然可能有效。

> **谨记**
> 1.目前文献中只有治疗的个案报道，缺乏对照研究。
> 2.治疗患者，而不是疾病。

扩展阅读

Balato N, Gallo L, Balato A, et al. Acrodermatitis continua of Hallopeau responding to efalizumab therapy. J Eur Acad Dermatol Venereol 2009; 23: 1329–30.

Bordignon M, Zattra E, Albertin C, et al. Successful treatment of a 9-year-old boy affected by acrodermatitis continua of Hallopeau with targeted ultraviolet B narrow-band phototherapy. Photodermatol Photoimmunol Photomed 2010; 26: 41–3.

Brunasso AM, Lo Scocco G, Massone C. Recalcitrant acrodermatitis continua of hallopeau treated with calcitriol and tacrolimus 0.1% topical treatment. J Eur Acad Dermatol Venereol 2008; 22: 1272–3.

Caputo F, Parro S, Zoli G. Adalimumab for a co-existing clinical condition of Crohn's disease and acrodermatitis continua of Hallopeau. J Crohns Colitis 2011; 5: 649.

Puig L, Barco D, Vilarrasa E, et al. Treatment of acrodermatitis continua of Hallopeau with TNF-blocking agents: case report and review. Dermatology 2010; 220: 154–8.

Rubio C, Martin MA, Arranz Sánchez DM, et al. Excellent and prolonged response to infliximab in a case of recalcitrant acrodermatitis continua of Hallopeau. J Eur Acad Dermatol Venereol 2009; 23: 707–8.

Ryan C, Collins P, Kirby B, et al. Treatment of acrodermatitis continua of Hallopeau with adalimumab. Br J Dermatol 2009; 160: 203–5.

Sehgal VN, Verma P, Sharma S, et al. Acrodermatitis continua of Hallopeau: evolution of treatment options. Int J Dermatol 2011; 50: 1195–211.

Silpa-archa N, Wongpraparut C. A recalcitrant acrodermatitis continua of Hallopeau successfully treated with etanercept. J Med Assoc Thai 2011; 94: 1154–57.

Sotiriadis D, Patsatsi A, Sotiriou E, et al. Acrodermatitis continua of Hallopeau on toes successfully treated with a two-compound product containing calcipotriol and betamethasone dipropionate J Dermatol Treat 2007; 18: 315–18.

10 | 急性甲沟炎

　　引起急性甲沟炎最常见的原因是甲小皮或甲皱襞的直接或间接损伤。这类损伤可能是日常发生的相对轻微的外伤，包括洗碗、木刺扎伤、咬甲癖（咬指甲）、咬或撕倒刺、吸吮手指、嵌甲、修甲（修剪或后推甲小皮）、使用人工甲或其他针对甲的操作。这类损伤使细菌能够接种在甲部并导致随后的感染。最常见的病原体是金黄色葡萄球菌，化脓性链球菌、铜绿假单胞菌、普通变形杆菌也可以导致甲沟炎。暴露于口腔菌落或其他厌氧型革兰氏染色阴性细菌的患者也可发病。急性甲沟炎也可能是慢性甲沟炎的并发症。急性甲沟炎也可由其他影响肢端的疾病导致，包括寻常型天疱疮、扁平苔藓、银屑病、肠病性肢端皮炎、糖尿病、药物（阿维A酸、印地那韦等）或肿瘤（鲍恩病、角化棘皮瘤等）。

> **谨记**
> 急性甲沟炎患者通常仅有一个甲受累。

红斑

　　通常于创伤后 2 ~ 5 天出现近端甲皱襞及甲侧襞红斑。如果感染未治疗，可发展至甲下脓肿，伴发疼痛及甲母质炎症。最终可能导致暂时或永久性的甲板萎缩（图 10.1）。

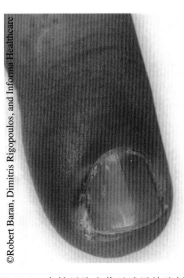

图 10.1　急性甲沟炎伴近端甲皱襞新发脓疱

表 10.1 急性甲沟炎的表现
红斑
水肿
不适
触痛
脓

脓

脓形成后，可以从近端将甲板与其下面的附着部分分开，导致甲板翘起。

> **谨记**
> 反复发生的急性甲沟炎可发展为慢性甲沟炎。

诊断

根据轻微创伤病史和甲皱襞的查体表现可诊断急性甲沟炎。

在感染早期疑似有脓肿并需对脓肿程度进行判断时，可采用手指压力试验。试验时让患者将拇指和受累手指相对，然后对受累手指的指腹施加轻度压力。

甲皱襞（尤其是脓腔）内压力增加会导致皮肤发白并显现脓肿的边界。严重感染或者有脓肿的患者应留取标本以确定病原体，并除外耐甲氧西林金黄色葡萄球菌（MRSA）感染。

治疗

急性甲沟炎的治疗选择取决于炎症的程度。如果没有形成脓肿，热敷或用Burow 溶液（即醋酸铝）或醋浸泡可能有效。对乙酰氨基酚或其他非甾体抗炎药可用于缓解症状。轻症患者可以单独使用抗生素乳膏（例如莫匹罗星、庆大霉素、杆菌肽 / 新霉素 / 多黏菌素 B）或者联合糖皮质激素外用。

联合外用抗生素和糖皮质激素如倍他米松，对于单纯性急性甲沟炎来说是安全有效的，与单独外用抗生素相比具有优势。

对于持续性损害，在热敷的基础上应口服抗葡萄球菌的抗生素。对于由于吸吮手指或咬倒刺而暴露于口腔菌落的患者，应该采用针对厌氧菌的广谱口服抗生素（例如阿莫西林 / 克拉维酸、克林霉素），因为金黄色葡萄球菌和拟杆菌可能对青霉素和氨苄西林耐药。

> **谨记**
>
> 避免修剪甲小皮或使用去小皮器。

外科治疗

虽然外科手段已被广泛推荐用于处理已形成脓肿的甲沟炎，但尚没有研究对口服抗生素与切开引流进行比较。浅表感染可以简单地用 11 号刀片或者粉刺挤压器进行引流。引流后疼痛很快缓解。另一种引流甲沟炎脓肿的简单技术是利用21 或 23 号（gauge）针头掀起甲皱襞，甲床的脓液会立刻自动流出；这种技术不需要麻醉或者每日换药。如果两天内没有明显的治疗效果，尤其是儿童患者，就需要在局部麻醉（手指近端神经阻滞）下进行深部手术，切开引流。可不进行初期的切开引流而是去除甲板的近端1/3。这种技术可更快地缓解症状，引流更持久，尤其是对于嵌甲导致的甲沟炎患者。复杂感染常发生于免疫抑制的患者和糖尿病或未及时治疗的感染患者。

> **谨记**
>
> 1. 避免甲创伤、咬指甲、剃指甲、撕指甲和吸吮手指。
> 2. 保持受累部位清洁和干燥。
> 3. 提供适当的患者教育。
> 4. 控制糖尿病患者的血糖。

扩展阅读

Rigopoulos D, Gregoriou S, Belyayeva Y, et al. Acute paronychia caused by lapatinib therapy. Clin Exp Dermatol 2009; 34: 94–5.

Rigopoulos D, Larios G, Gregoriou S, et al. Acute and chronic paronychia. Am Fam Physician 2008; 77: 339–46.

Sezer E, Bridges AG, Koseoglu D, et al. Acquired periungual fibrokeratoma developing after acute staphylococcal paronychia. Eur J Dermatol 2009; 19: 636–7.

11 | 慢性甲沟炎

慢性甲沟炎是近端甲皱襞对刺激物和变应原产生的多因素炎症反应。女性较男性好发，通常累及手指。

这种疾病的诱因很多，包括洗碗、吸吮手指、过度修剪甲小皮、频繁接触化学试剂（例如弱碱、酸等）。鉴于该病发病率在洗衣工人、保洁工人、食物加工人员、厨师、洗碗工、酒吧招待、鱼贩和护士人群中有所升高，认为变应原和刺激物是该病的主要发病因素。在斑贴试验中，慢性甲沟炎的患者出现敏感的比例较高。

慢性甲沟炎患者因甲小皮与甲板之间分离，近端甲皱襞和甲板之间出现空隙，利于细菌和真菌病原体感染（图 11.1）。

表 11.1　慢性甲沟炎的体征
红斑
PNF 压痛
甲皱襞水肿
相邻的甲小皮缺失
甲皱襞下可形成脓液
带细横沟的黑色侧缘（图 4A.6）

缩写：PNF，近端甲皱襞

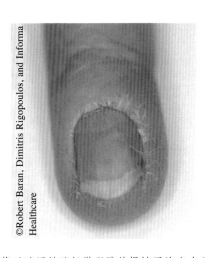

©Robert Baran, Dimitris Rigopoulos, and Informa Healthcare

图 11.1　伴近端甲皱襞轻微裂隙的慢性甲沟炎合并组织剥脱

对于念珠菌在慢性甲沟炎发病中的作用和重要性，存在一些不同看法。慢性甲沟炎患者中经常能分离出念珠菌。一些研究使用外用或系统抗真菌药物治疗慢性甲沟炎，获得了令人鼓舞的结果。然而研究者同时指出，抗真菌药的治疗作用可能归因于该药抗真菌和抗炎的共同作用。甚至在一些显示疗效良好的研究中，部分患者也曾抗真菌治疗无效。而且这些研究中，50% 的患者皮内试验显示对念珠菌抗原的速发型过敏反应呈阳性，而对照组为阴性。但是念珠菌与慢性甲沟炎发病机制及病程的相关联系并没有被充分证实。Tosti 等证明了念珠菌与疾病活动性无关，而外用糖皮质激素在治疗慢性甲沟炎方面优于抗真菌药物。

急性甲沟炎未接受适当治疗可发展成慢性甲沟炎（并发症）。慢性甲沟炎经常发生于糖尿病患者。系统应用维 A 酸类和蛋白酶抑制剂（例如印地那韦和拉米夫定）等药物可能导致慢性甲沟炎。

印地那韦是人类免疫缺陷病毒（HIV）感染者手指或脚趾发生慢性或复发性甲沟炎的最常见原因。印地那韦诱发维 A 酸样效应的具体机制不明。在使用西妥昔单抗 [一种抗表皮生长因子受体（EGFR）的抗体] 治疗实体肿瘤的患者中也发现了甲沟炎的发生。

谨记

通常有一个或多个手指受累，其中优势手的拇指及第二或第三指最常受累。避免接触或者治疗易感因素。教育患者进行适当的指甲护理。

甲板会增厚并变色，伴明显的被称为 Beau 线（由甲母质炎症导致）的横嵴以及甲缺失。

分级

- I 期：甲小皮 / 近端甲皱襞红斑和轻度肿胀，可伴或不伴甲小皮封闭状态的破坏。
- II 期：近端甲皱襞红斑和显著肿胀，伴甲小皮封闭状态的破坏。
- III 期：近端甲皱襞红斑和肿胀，甲小皮缺失，轻度不适感，早期水肿，轻度甲板改变。
- IV 期：近端甲皱襞红斑和肿胀，甲小皮缺失，有触痛 / 疼痛，水肿，有显著的甲板改变。
- V 期：IV 期表现加慢性甲沟炎急性发作（急性甲沟炎）。

治疗

患者在剥或挤柑橘类水果、处理西红柿、剥土豆或其他食材时应该戴棉和乙烯手套。患者也应该避免直接接触涂料、金属抛光剂、涂料稀释剂、溶剂和抛光剂，并在使用上述材料时戴棉和乙烯手套。患者应使用温水和非常温和的肥皂洗手，确保肥皂泡沫冲洗干净并轻柔地擦干手。

> **谨记**
>
> 保留甲小皮！不要剪切它。不要用别的指甲、金属锉刀或小棍回推甲小皮。

外用广谱抗真菌药物可用于治疗该病并预防复发（阿莫罗芬在一些病例中呈现出有意思的结果）。

使用润肤乳液润滑新生的甲小皮和手部皮肤通常是有益的。一个随机对照研究中，45 例慢性甲沟炎患者分别用系统抗真菌药物（伊曲康唑或特比萘芬）或外用糖皮质激素乳膏（甲泼尼龙醋丙酯）持续治疗 3 周。9 周后，更多的外用激素组患者病情改善或治愈（91% vs 49%；$P<0.01$，需要治疗的数量 =2.4）。

念珠菌存在与否不影响治疗的有效性。

与系统抗真菌治疗相比，外用糖皮质激素具有更低的风险和成本，所以应作为慢性甲沟炎患者的一线治疗。另外，联合外用糖皮质激素和抗真菌药物也可以用于治疗单纯的慢性甲沟炎，尽管尚缺乏证据说明其疗效优于单独外用糖皮质激素。

EGFR 抑制剂西妥昔单抗诱发的甲沟炎可以使用多西环素等抗生素进行治疗。由印地那韦诱发的甲沟炎可以使用其他抗反转录病毒方案进行替代，其中保留了拉米夫定和其他蛋白酶抑制剂，从而缓解维 A 酸类药物表现且无复发。

在一个非盲法随机试验中，对 0.1% 他克莫司软膏治疗慢性甲沟炎的疗效和 0.1%17- 戊酸倍他米松或安慰剂的疗效进行比较。结果显示，与倍他米松或安慰剂相比，他克莫司软膏是治疗慢性甲沟炎更为有效的药物。

系统治疗

皮损内注射糖皮质激素（曲安奈德）可用于治疗难治性病例。对于多个指甲受累的严重甲沟炎患者，系统应用糖皮质激素可短期缓解炎症和疼痛。如果慢性甲沟炎患者外用药物治疗并避免接触水和刺激物而无疗效，可在尝试侵入性治疗前试验性使用抗真菌药物。

外科治疗

对于难治性慢性甲沟炎患者，切除 4 ~ 5mm 近端甲皱襞（PNF）是有效的。同时撕脱甲板（全部或者部分，局限于甲板根部及侧缘）可以提高手术效果。另外，也可做新月形切除。这种技术包括半圆形切除甲皱襞近侧及平行于甲上皮的皮肤，并向两侧延伸至甲皱襞的边缘（PNF 的垂直部分保持暴露并可能被感染）。

谨记

 1. 疾病持续至少 6 周才能诊断慢性甲沟炎。

 2. 通常该病病程漫长，伴有复发的可自愈的急性加重。

 3. 接触水及其他液体时，在厚乙烯手套内戴轻质棉手套。

 4. 慢性甲沟炎的治疗起效慢，通常需要数周或数月才能缓解，但是医生和患者不应因缓慢的改善而失去信心。

 5. 对于轻到中度患者，9 周的药物治疗通常有效。

扩展阅读

Rao A, Bunker C. Efficacy and safety of tacrolimus ointment 0.1% vs. betamethasone 17-valerate 0.1% in the treatment of chronic paronychia: an unblinded randomized study. Br J Dermatol 2010; 163: 208.

Rigopoulos D, Gregoriou S, Belyayeva E, et al. Efficacy and safety of tacrolimus ointment 0.1% vs. beta-methasone 17-valerate 0.1% in the treatment of chronic paronychia: an unblinded randomized study. Br J Dermatol 2009; 160: 858–60.

Rigopoulos D, Larios G, Gregoriou S, et al. Acute and chronic paronychia. Am Fam Physician 2008; 77: 339–46.

Tosti A, Piraccini BM, Ghetti E, et al. Topical steroids versus systemic antifungals in the treatment of chronic paronychia: an open, randomized double-blind and double dummy study. J Am Acad Dermatol 2002; 47: 73–6.

12 | 黄甲综合征

黄甲综合征（yellow nail syndrome，YNS）于 1964 年被首次报道，是一种少见疾病，其特征性表现为黄甲（图 12.1）、淋巴水肿及各种呼吸道表现，例如胸腔积液、支气管扩张、鼻窦炎、慢性咳嗽或反复肺部感染。有报道称该综合征是由淋巴管先天畸形和继发功能障碍导致的，但准确机制尚不明确。

最近提出病因更可能是微血管病变伴蛋白质渗漏。

一些研究者将 YNS 归类为常染色体显性遗传病。然而其他研究者认为该病与多种基础疾病相关，包括结缔组织病、恶性肿瘤、免疫缺陷状态、内分泌疾病包括糖尿病和甲状腺功能失调。该病也可能是药物副作用的表现（例如青霉胺、布西拉明或硫代苹果酸金钠）。不一定同时具备三条诊断标准，其中两条符合即可满足诊断。约 30% 的病例可完全符合三条诊断标准。YNS 通常发生于 40 ~ 60 岁，极少见于儿童。

> **谨记**
>
> 该综合征各种表现的持续时间可达数月至数年之久。

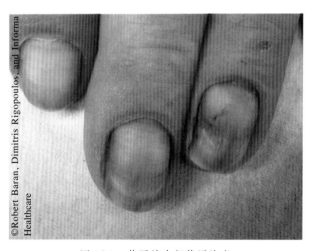

©Robert Baran, Dimitris Rigopoulos, and Informa Healthcare

图 12.1　黄甲综合征伴甲沟炎

表 12.1   黄甲综合征的体征
甲生长缓慢（每周小于 0.2mm）
甲显著增厚
甲呈黄色至黄绿色改变
甲板过度弯曲
甲半月消失
甲周组织肿胀
甲分离
甲板变硬
慢性甲沟炎（偶发）

治疗

YNS 仅有有限的治疗选择，并且通常无效。

> **谨记**
>
> 患者可涂指甲油遮蔽指甲，虽然不可能总是这么做。

　　有甲改变自发缓解的报道。据称近端甲皱襞皮内注射曲安奈德有效。每天两次使用 500 IU 高剂量维生素 E 可能通过 α- 生育酚的抗氧化作用使甲损害完全缓解。α- 生育酚还可与氟康唑每周一次 300mg 冲击治疗联合应用，已知氟康唑可以增加甲的线性生长率。据报道，这是一种非常有治疗前景的联合治疗方案。

　　当然也必须同时治疗伴发疾病。

　　有研究显示，外用维生素 E 二甲基亚砜溶液治疗黄甲综合征有效。

　　据报道，口服锌补充剂、限制饮食中脂肪摄入、补充中链三酰甘油和生长抑素（生长激素释放抑制激素）类似物——奥曲肽可以成功地治疗该病的甲损害。

> **谨记**
>
> 1. 约 30% 的病例可完全符合三条诊断标准。
> 2. α- 生育酚和唑类药物被认为是治疗 YNS 的一线药物。
> 3. 治疗伴发的恶性肿瘤有助于改善病情。

扩展阅读

Al Hawsawi K, Pope E. Yellow nail syndrome. Pediatr Dermatol 2010; 27: 675–6.

Avitan-Hersh E, Berger G, Bergman R. Yellow nail syndrome. Isr Med Assoc J 2011; 13: 577–8.

Baran R, Thomas L. Combination of fluconazole and alpha-tocopherol in the treatment of yellow nail syndrome. J Drugs Dermatol 2009; 8: 276–8.

Cordasco EM Jr, Beder S, Coltro A, et al. Clinical features of the yellow nail syndrome. Cleve Clin J Med 1990; 57: 472–76.

Hillerdal G. Yellow nail syndrome: treatment with octreotide. Clin Respir J 2007; 1: 120–1.

Hoque SR, Mansour S, Mortimer PS. Yellow nail syndrome: not a genetic disorder? Eleven new cases and a review of the literature. Br J Dermatol 2007; 156: 1230–4.

Iheonunekwu N, Adedayo O, Clare A, Cummings C. Yellow nail syndrome in a medical clinic. West Indian Med J 2011; 60: 99–101.

13 | 湿疹

甲对过敏原和刺激物极其敏感，这一部位好发湿疹。根据 2010 年 Thyssen 等发表的一项近期研究，手湿疹的时点患病率为 4% 左右，1 年患病率接近 10%，然而终生患病率可达 15%。特应性皮炎是手湿疹的重要危险因素。接触性过敏也被证实是手湿疹的重要危险因素，并且风险大小与接触性过敏反应的强度（+ 至 +++）相关。和男性相比，女性更易发生手湿疹，这是由环境因素而不是遗传因素所致。

横嵴

虽然接触性过敏是通过甲板发生还是经甲周皮肤所致仍然存有争议，但是甲板本身可被后续的变应性接触性皮炎（图 13.1）影响。

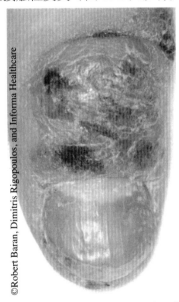

©Robert Baran, Dimitris Rigopoulos, and Informa Healthcare

图 13.1　一位家庭主妇的接触性皮炎伴感染

表 13.1　湿疹的甲部表现	
甲周受累	**甲床受累**
甲增厚	裂片样出血
变色	甲下角化过度
粗糙	甲分离（+，−）
点状凹陷	甲沟炎（+，−）

治疗

在甲湿疹病例的处理中，采取预防措施是极其重要的。使用手部润肤剂并避免频繁接触诸如水、肥皂、洗涤剂之类的刺激物是治疗的基础。橡胶手套可加重手湿疹，通常可通过戴具有棉质衬里的手套而避免。研究表明，在各种以屏障功能受损为特征的疾病中，保湿剂有助于恢复各种正常皮肤的生理功能，并有助于预防接触性和职业性刺激性皮炎。正常皮肤常规使用保湿剂可针对反复暴露于刺激物的情况提供保护作用。

外用治疗

在甲周围组织每日 3 次外用不含对羟基苯甲酸酯的糖皮质激素是湿疹的一线治疗方法。激素强度的选择受到湿疹严重程度和临床表现等因素的影响。软膏制剂和封包可加强药物吸收。另外，在外用糖皮质激素之前浸泡 20 分钟可获得更好的疗效。阿利维 A 酸 Toctino® 可改善慢性皮炎。

外用钙调神经磷酸酶抑制剂吡美莫司和他克莫司治疗特应性皮炎的有效性已经确定，然而还缺乏随机双盲对照试验研究这些药物在手湿疹中的治疗作用。即便如此，这类药物也可作为短期和长期治疗的一种安全的可选方案，用来控制该病的急性期并预防复发。

谨记

1. 在甲湿疹的治疗中，预防具有极其重要的作用。
2. 外用糖皮质激素是一线治疗方法。

扩展阅读

Emmert B, Hallier E, Schön MP, Emmert S. Disease management guidelines in dermatology: implementation, potentials and limitations exemplified by the guidelines for the management of hand eczema. Hautarzt 2011; 62: 308–14.

Lodén M, Wirén K, Smerud KT, et al. The effect of a corticosteroid cream and a barrier-strengthening moisturizer in hand eczema. A double-blind, randomized, prospective, parallel group clinical trial. J Eur Acad Dermatol Venereol 2011. [Epub ahead of print].

Richert B, André J. Nail disorders in children: diagnosis and management. Am J Clin Dermatol 2011; 12: 101–12.

Thyssen JP, Johansen JD, Linneberg A, Menné T. The epidemiology of hand eczema in the general population_ prevalence and main findings. Contat Dermatitis 2010; 62: 75–87.

14 ┃ 脆甲综合征

脆甲或碎甲综合征常见于女性。这种异常与经常美甲有关。

甲板具有一定的强度和弹性。它可以是坚硬、柔软或易碎的。以下为其相关定义：

- 强度是甲板耐受断裂的能力。
- 硬度衡量甲板被刮擦或压凹的难易程度。
- 弹性决定甲板能够弯曲的程度。含水量对甲板弹性影响很大。
- 脆性体现甲板破裂的可能性。
- 韧性是强度和弹性的结合。

非常软的甲有时称为软甲。这种甲可能比正常情况薄（小于 0.5mm），易弯曲，游离缘可破裂。部分患者看似半透明的蓝白色甲称作"蛋壳甲"。软甲可发生于慢性关节炎、麻风、黏液水肿、肢端缺氧、外周神经炎、偏瘫、恶病质和其他疾病。而职业接触化学试剂可能是软甲最常见的病因。"软甲病"是一种少见的先天性甲营养不良伴甲母质结构和功能缺陷。

临床上，脆甲综合征包括 8 种主要类型：

- 脆甲症（图 14.1）表现为甲浅表的平行于纵轴的浅沟。它会导致甲游离缘的单个裂口，有时裂口向近端扩展。
- 单个纵向裂口有时累及末端游离缘（图 14.2A，B）或整个甲板（图 14.3），可由局限于甲母质的扁平苔藓导致。
- 多个城垛状的裂口（图 14.4）和三角形的碎片。碎片可以容易地从游离缘撕下。
- 甲游离缘分层分裂（甲分层）（图 14.5 A，B）成薄层，可单独发生，也可与其他类型的分裂相伴。近端的分层分裂偶见于扁平苔藓或使用阿维 A 酯治疗期间。
- 横向分裂和通常接近末端的外侧边缘破裂。
- 脆甲（图 14.6）的改变通常局限于甲板表面，这种情况可见于浅表白色甲真菌病和使用了可导致甲角质"颗粒化"的抛光剂和指甲油底层涂料。进展期银屑病和真菌感染可导致整个甲板脆性增加。
- 磨损甲（图 14.7）属于职业病的表现，有时也能在习惯性抠甲的患者中发现。
- 粗糙甲（图 14.8）指部分或全部甲粗糙。

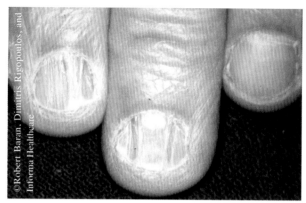

图 14.1　扁平苔藓的脆甲症伴轻度翼状胬肉

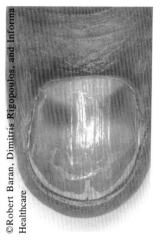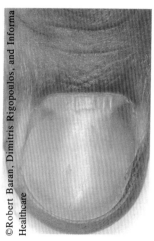

图 14.2　（A）远端裂口。（B）轻质凝胶治疗后

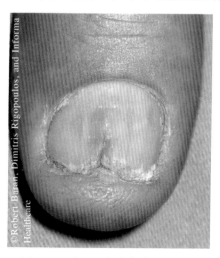

图 14.3　手工工人手指的远端裂口

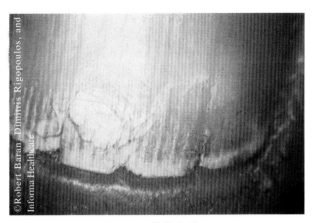

图 14.4 城垛状裂口

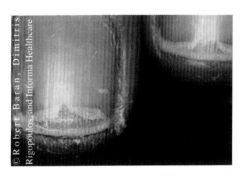 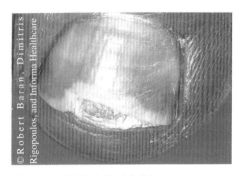

图 14.5 （A）手指甲的甲分层。 （B）脚趾甲的甲分层（摩擦）

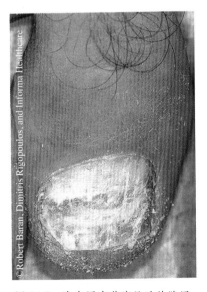

图 14.6 浅表甲真菌病导致的脆甲

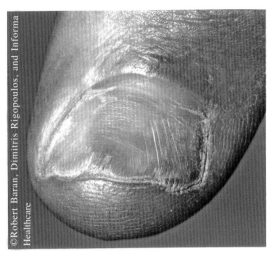

图 14.7　磨损甲（摩擦）

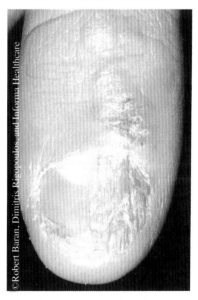

图 14.8　扁平苔藓导致部分甲粗糙

脆甲病因

包括局部因素或少见的全身因素。

局部因素

多是由于甲板或甲母质损害。

甲可因外伤而受损，或因使用化学试剂，如洗涤剂、碱、各种溶剂和糖溶液甚至热水。

甲板需要 5 ~ 6 个月才能重新长出，易受日常损伤。因此，任何能加快甲生长速度的治疗都对该病有益。家庭主妇是高危人群，尤其是优势手的前三个手指。任何减慢甲生长速度的因素都可能增加患该病的风险。同理，老年人发生脆甲的风险更高。另外，年龄依赖的胆固醇硫酸盐水平降低也可以解释女性人群为什么会有更高的患病率。化妆很少引起该病。某些指甲油会损伤甲板表层。一些去除指甲油的洗甲水可加重甲板干燥，而为去除甲小皮在热肥皂水中浸泡手指则作用相反，这更容易造成问题；这些都是修甲师经常进行的操作。研究已经发现，气候和季节因素可以影响甲板的含水量（正常情况下含水量为 18%）。

甲母质长度减少可导致甲板变薄而形成脆甲。不同宽度的甲板形成受阻或者完全停止生长可由一些皮肤疾病引起，如湿疹、扁平苔藓、银屑病、黑棘皮病和外周循环障碍。斑秃患者频繁出现脆甲，这使人们有理由相信甲和毛发的疾病是相关的。

Lubach 和 Beckers 发现女性甲板角质细胞之间的连接比男性弱，这是男女之间特征性的体质差异。因此，频繁地在潮湿和干燥状态之间的进行交替会增加脆甲的发生概率，尤其是女性。

全身因素

中枢和外周神经系统的损伤都可导致脆甲。

全身性病因包括胃酸过少，低色素性贫血，血清铁降低，砷中毒，感染，产生严重全身效应的内分泌疾病，远端关节的关节炎性畸形，外周血管受损、维生素 A、C、B_6 和锌缺乏，骨质疏松和软骨病。还有大量与甲营养不良相关的遗传性缺陷。甲板的各种成分，尤其是角蛋白形成所必需的酶，可能受到遗传因素的影响，并且以遗传性疾病的形式表现出来，如毛发硫营养不良。

脆甲的局部治疗

应该尽量避免潮湿（过度水化）和创伤。日常家务特别容易造成损伤。应该采取戴薄棉质手套并在其外戴上乳胶或塑料手套的保护性措施，从而避免频繁与水直接接触。

温暖环境和血液循环丰富可以加快甲的生长速度，这样可以减少甲板暴露于导致甲加速变脆的重复性微小化学和物理刺激的时间。

目前缺乏能够有效预防水和洗涤剂过度软化甲板的护肤霜。在水化之后，应用低分子量、有渗透性并且能够封闭甲板表面的天然油，如橄榄油、角鲨烷或霍霍巴油对甲板进行按摩。矿物油或润滑膏阻隔甲板表面，可以延长保湿时间，但是效果减弱的速度比吸收性油更快。浸泡温热的油也是一种方法，通过使油的渗透性增加而增强保湿程度，进而增加甲板的弹性。在实验条件下，加入磷脂可进一步增加水化程度，从而增加并维持甲板的弹性，这是因为使用这类试剂发挥了封包作用，延缓了水分的蒸发。指甲油的底漆、抛光剂和硬质面漆以相似的方式发挥作用，并起到一种增强甲板强度的夹板样效应，其应用时间不宜过长。

目前有两种产品宣称能使甲板变硬。一类仅仅是改良的甲抛光剂，成分包括尼龙纤维、丙烯酸树脂和水解蛋白。它们可作为指甲油的底漆或单独治疗时使用。这些产品提供了一种保护性涂层，因此提示其效果来自于涂层本身所增加的强度和耐久度，而不是改变甲板的物理属性。这些产品也可能含有聚酯纤维、丙烯酸树脂漆和尼龙。这些使甲板变硬的试剂本质是用不同的溶剂和树脂对无色的指甲油进行改良，从而获得最大的黏附力。它们应用在清洁甲板的第一层，起到底漆作用，从而增强有色指甲油的黏附力。

另一类硬化剂是利用化学方法改变甲的结构。这些产品可包含高达 5% 的甲醛组织固定剂，但在美国，这类产品只能在遮挡保护周围皮肤的情况下使用，且仅能用于甲游离缘。大多数产品含有的甲醛从未超过 3%，而更广泛销售的品牌里甲醛含量低于 1%。更高浓度的甲醛对甲板和周围组织有害。有害的变化发生得很快，有时仅仅在使用 1 周后就出现，尤其是错误地应用于脆甲或分裂甲时，甲醛可使这种情况进一步恶化。所以，只在增强脆弱和（或）薄甲板的表面硬度时应用。加之售卖这些产品的公司大都忽视甲防护方面的要求，所以甲暴露的情况可能非常严重。甲醛含量低于 0.2% 的产品仅有微弱增加甲板硬度的作用或无作用。

甲醛通过使角蛋白交联而永久性地改变甲板的结构，连续规律性使用后，这种交联的密度会随着时间延长而升高，进而快速导致甲板变脆。连续性使用可以使甲醛对甲板的渗透程度更深，并影响天然甲板的大部分属性。交联密度的增加增强了甲板的硬度，但是在增加强度的同时却降低了弹性，所形成的这种不均衡状态称作脆性。人们希望的是甲板的韧性增加。这只能在强度和弹性之间达到良好均衡后才能获得。由于大众不清楚这些产品的工作原理，所以它们经常被错误地应用于已经变得脆弱并不适于进一步硬化的甲。即使是使用于可能获益的甲，这些产品的使用方法也经常是错误的。这些制剂用于薄甲时效果显著，以至于当使用者观察到即刻的疗效时，就会鼓励自己重复使用，而这经常导致过度使用。在成功使用数周后，甲最终会变得过度硬化。连续使用这些产品会导致甲分裂、断裂和破损，而使用者认为这些现象是疾病导致的，进而更加频繁地使用这些产品，最终出现一些过度暴露于这些成分之后的问题。

甲醛制剂可能导致的甲变化包括变成蓝色，可能轻而变红，并伴强烈搏动感。被溶解的出血会使甲板变成铁锈红色或黄色。甲醛也能导致甲沟炎、甲分离、甲下过度角化和指尖干燥，但是甲脱落不常见。可发生翼状胬肉，有时伴随严重的疼痛而需系统使用糖皮质激素。

已有报道发生单发的甲分离和异位性接触性皮炎，咬手指的人甚至伴发嘴唇出血。也可见面部的气源性接触性皮炎。

对甲醛治疗存在争议：应该了解的内容详见 D. Schoon 个人通讯。

甲醛是一种气体，而不是液体。福尔马林是一类包含 59% 的甲二醇和 0.0466%

甲醛的物质的总称，其水溶液中混有少量的甲醇以防止甲二醇（液体）转变成固态多聚物。

2008 年末，福尔马林名称的变化被广泛接受，并于 2010 版的化妆品国际命名词典发表，更正了先前版本的错误，现在认识了福尔马林的正确名字是甲二醇，产品制造商将在含有福尔马林的化妆产品中标示出。

含 5%（或者更少）福尔马林的产品所含甲醛低于 0.0025%。俄勒冈州 OSHA 公司（和其他）出现更高百分比的原因是，他们通常使用的检测方法是将甲二醇和甲醛当作一种化合物进行检测，而不分别报告它们的浓度或使用相应的化学名称。

斑贴试验应该使用甲醛(1% ~ 2% 水溶液)，但是在解读结果的时候需要注意，因为这种试剂也有刺激性作用。

近年出现一种新的甲硬化剂成分，可以克服甲醛的缺点。这种成分是二甲脲，无致敏性，指甲油底层涂料中 2% 的浓度不会使角蛋白过度交联。高分子量和相对增加的疏水性可以防止二甲脲像甲醛一样在甲板中深度渗透。这样可有效限制甲板表面的交联反应，从而明显减少甲板过度硬化或变脆的风险。而且，表面交联反应越强，二甲脲的渗透性就会越受限制。这样实际上形成了自限性的交联反应，对于去敏感化也有益处。

其他替代甲醛的硬化剂有氯化铝（5% 水溶液）鞣酸和具有低水含量（30%）、高脂质成分的甲乳膏，可将甲脆性降至最低。

脆甲的系统治疗

Zaun 发现，经过标准的微米方法测试，脆甲的肿胀比正常甲明显。这些"肿胀性"的测量是所记录的最佳和最可信赖的治疗脆甲的方法。使用扫描电镜也可取得定性评估数据。测量经甲的水分丢失和超声评估甲板厚度及密度的方法已经可以成功使用。

系统治疗可能有效。口服铁剂（治疗 6 个月），甚至在没有缺铁证据的情况下都有一定的治疗价值。Campbell 和 McEwan 推荐下述方案：月见草油（Efamol G）每次 2 粒，一日 3 次，维生素 B_6 每天 25 ~ 30mg 和维生素 C 每天 2 ~ 3g。

明胶已经被废弃不用了，但是最近，生物素因为可增加甲的线状生长而被推荐用于治疗脆甲。

> **谨记**
> 1.脆甲尤其好发于女性的手。
> 2.时装鞋会损伤女性的脚趾甲。

扩展阅读

Baran R. Fragilité des ongles. Volume 2. France: Cutis, 1978: 457.

Campbell AJ, McEwan GC. Treatment of brittle nails and dry eyes. Br J Dermatol 1981; 105: 113.

Colombo VE, Gerber F, Bronhofer M, et al. Treatment of brittle fingernails and onychoschizia with biotin: scanning electron microscopy. J Am Acad Dermatol 1990; 23: 1127–32.

Finlay AY, Frost P, Keith AD, et al. An assessment of factors influencing flexibility of human fingernails. Br J Dermatol 1980; 103: 357–65.

Floersheim GL. Behandlung brüchiger Fingernägel mit Biotin. Z Hautkr 1991; 64: 31–48.

Gehring W. The influence of biotin on nails of reduced quality. Aktuel Dermatol 1996; 22: 20–4.

Kechijian P. Nail polish removers. Are they harmful ? Semin Dermatol 1991; 10: 26–8.

Lubach D, Beckers P. Wet working conditions increase brittleness of nails, but do not cause it. Dermatology 1992; 185: 120–2.

Prandi G, Caccialanza M. An unusual congenital nail dystrophy (soft nail diseases) Clin Exp Dermatol 1977; 2: 265.

Schoon D. Nail Structure and Product Chemistry, 2nd edn. Albany, NY: Milady Publishing, 1996.

Zaun H. Der Nagel-Quellfactor als Kriteriun für Wirksamkeit und aussichtsreichen Einsatz von Nageltherapeutika bei brüchigen und splitternden Nägeln. ArztKosmet 1981; 11: 242.

Zaun H. Brüchige Nägel objektivierung und Therapie Kontrolle. Hautarzt 1997; 48: 455–61.

15 | 甲分离

甲分离是最常见的甲部病变表现。

甲分离指远端及远端侧缘的甲板与下面和（或）侧缘支持结构分离。甲分离从侧缘开始，向近端进展。当甲分离从靠近甲母质的近端开始时，称作脱甲病。甲分离是一种常见的疾病，可见于任何种族，表现为明显的女性好发。

表现

初始分离的甲板为灰白色，这是由于空气在甲板下积累而产生光的折射（图15.1）。随后，甲分离会形成甲下空隙，污垢、角质碎片、异物和水会在这个"洞穴"里堆积。细菌（铜绿假单胞菌）（图15.2）或真菌（白念珠菌）可以生长，甲板颜色可以发生黄色到绿色、蓝色或黑色的变化。

> **谨记**
>
> 虽然该病可发生于任何年龄，但主要还是见于成年人。

甲分离是无症状的，患者寻求医学帮助主要是因为其导致的甲板外观改变。另一个重要的因素是患者经常使用不同的尖锐器具清理甲板下的区域，而进一步加重了甲分离（图15.3）。

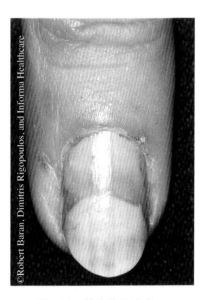

图 15.1　特发性甲分离

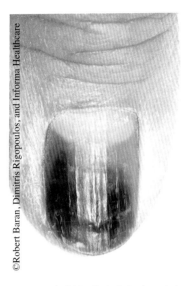

图 15.2　铜绿假单胞菌所致甲分离

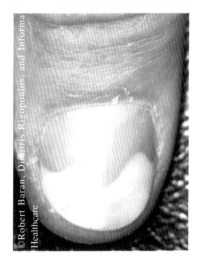

图 15.3　机械性甲分离

　　甲分离不仅发生于手指甲，同样也发生于脚趾甲，两者的表现有所不同，因为脚趾甲无职业暴露风险、较少使用化妆品，而且鞋起到了相对的保护作用。

　　在晴朗天气去热带地区旅行是非常常见的导致脚趾甲甲分离的原因，因为在这种情况下，通常足是裸露的。

　　任何情况下发生的脚趾甲甲分离都主要是由甲真菌病或创伤引起。

　　根据病因不同，甲分离可分为原发性或特发性及继发性两类。

　　原发性：病因不明，女性好发，通常无疼痛感，且很多患者在数月后可恢复正常。甲分离持续时间越长，甲床的角化就使甲越难以重新贴附于甲床。受累的甲板生长非常迅速。

继发性：这种类型的甲分离可进一步分为以下几类。

- 皮肤疾病
- 药物
- 遗传性疾病
- 全身性疾病
- 其他复杂情况

皮肤疾病

银屑病、扁平苔藓、斑秃、大疱性疾病、多汗症、Reiter 综合征、梅毒、组织细胞增生症 X、特应性皮炎和接触性皮炎、麻风、化脓性肉芽肿、鲍恩病和蕈样肉芽肿都可导致甲分离。

药物

四环素及其衍生物、补骨脂素、氟喹诺酮、氯霉素、苯恶洛芬、氯丙嗪、金霉素、二甲金霉素、多西环素、米诺环素、口服避孕药、光动力治疗、奥氮平、阿立哌唑、罗红霉素、细胞毒药物（阿霉素、氟尿嘧啶、博莱霉素、紫杉醇、多西他赛、卡培他滨和米托蒽醌）和维 A 酸类药物均有导致甲分离的报道。

上述很多药物，尤其是四环素、补骨脂素和氟喹诺酮所致的甲分离，都与自然光或人工光源导致的光敏反应有关，称作光敏性甲分离。光敏性甲分离的发生与紫外线照射的累积剂量无关。光敏性甲分离可以发生在治疗过程中的任何时间，甚至在其停止使用之后，但通常发生于应用药物至少 2 周后。

虽然光敏性甲分离经常伴发皮疹，但它也可以是四环素诱导光敏反应的唯一特征性表现。

> **谨记**
> 光敏性甲分离极少累及拇指，甲外侧边缘从不受累。

由四环素和补骨脂素导致的光敏性甲分离，疼痛通常发生于甲板改变之前。光敏性甲分离分为 4 种类型（图 15.4）。

> **谨记**
> 停药无法阻止光敏性甲分离的发生，有时这种甲分离甚至发生在停药 1 个月后。

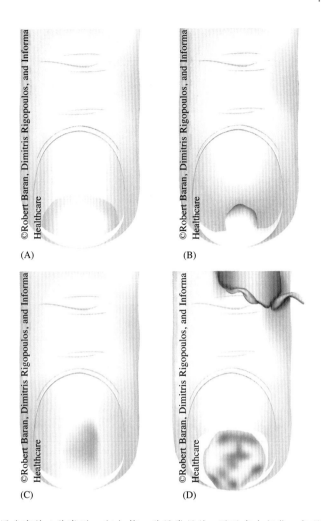

图 15.4　光敏性甲分离的 4 种类型：（A）第一种最常见的，累及多个部位，表现为半月形分离，呈多种颜色，凸向近端，有清楚边界。（B）第二种类型的光敏性甲分离经常仅累及一个部位，表现为末端圆形的缺口，形状似透镜。（C）第三种类型累及多个部位，病变位于甲床中央，与甲板边缘不相连。（D）第四种类型是使用盐酸四环素后在甲下出现大疱；此外，5 种类型的皮肤卟啉病也可以导致类似改变。

　　这种少见的情况可以由所应用药物（表 15.1）、卟啉病、假性卟啉病所导致（表 15.2）。自发的光敏性甲分离非常少见。

遗传性疾病

　　部分遗传性甲分离、先天性厚甲症、遗传性外胚层发育不良是甲分离的病因，特发性获得性甲分离和遗传性远端甲分离是甲分离的可疑病因。

全身性疾病

淀粉样变和多发性骨髓瘤、贫血（缺铁性）、支气管扩张、黄甲综合征、肺癌、糖尿病、红细胞生成性卟啉病、甲状腺功能亢进和减退、循环功能障碍、红斑狼疮、硬皮病和多发性骨髓瘤是明确病因。

其他

妊娠、化妆、物理因素（热损伤、微波）、化学试剂（长期浸泡于含有碱的热水、洗涤剂、颜料溶剂和汽油中）和创伤也是甲分离的病因。

治疗

对甲分离的治疗根据其病因不同而有所区别。去除并治疗甲分离的易感因素是最佳的治疗策略。因为光敏性甲分离可自愈，所以不必治疗。当表 15.1 和表 15.2 中列出的病因存在时，建议使用黑色的指甲油进行预防。光试验呈阴性。

表 15.1　药物诱导的光敏性甲分离	
抗生素	四环素（尤其是二甲金霉素、多西环素，其次是米诺环素、盐酸四环素、土霉素、金霉素）
	头孢噻啶、氯沙西林、氯霉素（少见）
	氟喹诺酮（司氟沙星）、莫西沙星
抗精神病药	奥氮平、阿立哌唑
补骨脂素联合日光或 UVA	8- 甲氧沙林
	5- 甲氧沙林
	三羟甲基丙烷
用于 PDT 的适当光源	光动力性甲分离（甲基氨基酮戊酸）
其他	吖啶黄
	苯恶洛芬
	卡托普利
	氯氮䓬二钾
	氯丙嗪
	艾考糊精
	吲达帕胺
	吲哚美辛
	口服避孕药
	帕罗西汀
	奎宁
	西罗莫司
	噻嗪类利尿药
	甲磺哌丙嗪

表 15.2　假性卟啉病的病因	
紫外线	过度日晒
	补骨脂素和 UVA
	UVA 晒床
非甾体消炎药	二氟尼柳
	酮洛芬
	甲芬那酸
	萘丁美酮
	萘普生
	奥沙普嗪
	噻洛芬酸
慢性肾衰竭 / 透析	
抗生素	氟喹诺酮
	萘啶酸
	四环素
利尿剂	布美他尼
	氯噻酮
	呋塞米
	氢氯噻嗪
维 A 酸类药物	异维 A 酸
	阿维 A 酯
其他	氟尿嘧啶
	胺碘酮
	卡立普多 / 阿司匹林
	可口可乐
	环孢素
	氨苯砜
	促红细胞生成素
	氟他胺
	维生素 B_6
	磺胺尿素

资料来源：Adapted from Green and Manders(已许可)

　　应该告知甲分离患者尽可能将指甲剪短，避免创伤、接触刺激物或致病物质、长时间接触水，这对于解决问题至关重要。

　　患者应该剪除指甲的受损部分，使指甲尽量留短。在任何潮湿工作环境下，应穿戴轻质棉质手套，并在外面再套上乙烯手套。

　　女性患者可以使用彩色指甲油，首先可以起到遮盖作用，其次可以避免光敏性药物导致的光敏性甲分离。光敏性甲分离患者，甲的好转需要 2 ～ 3 个月，完全治愈则需要大概 1 年。

推荐使用杯状硅胶保护脚趾。

应用多西他赛的患者应该穿戴冰冻手套（含有储热属性的甘油；应用前放入冰箱冷藏至少 3 小时，温度为 25 ～ 30℃ *）。在输注药物之前 15 分钟、输注过程中以及输注结束之后 15 分钟均应使用。

> **谨记**
>
> 1. 尽可能找出并清除病因，这是处理甲分离的重要措施。
> 2. 由于长指甲可被撬动，所以患者应该剪短指甲。
> 3. 患者应该避免接触可能损伤指甲的化学试剂或避免机械损伤。
> 4. 患者应该在任何潮湿工作环境下穿戴轻质棉质手套，并在外面再套上乙烯手套。
> 5. 不要把指甲当作工具。
> 6. 不存在由阳光导致的自发性甲分离。

扩展阅读

Baran R, Dawber RPR, Richert B. Physical signs. In: Baran R, Dawber RPR, de Berker RPR, Haneke E, Tosti A, eds. Diseases of the Nail and their Management, 3rd edn. Oxford: Blackwell Scientific Publications, 2001: 76–80.

Baran R, Jeanmougin M, Cesarini JP. Spontaneous photo-onycholysis in a West Indian with type V skin. Acta Derm Venereol 1997; 77: 169–70.

Baran R, Juhlin L. Drug-induced photo-onycholysis. Three subtypes identified in a study of 15 cases. J Am Acad Dermatol 1987; 17: 1012–16.

Baran R, Juhlin L. Photoonycholysis. Photodermatol Photoimmunol Photomed 2002; 18: 202–7.

Daniel CR 3rd. Onycholysis: an overview. Semin Dermatol 1991; 10: 34–40.

Green JJ, Manders SM. Pseudoporphyria. J Am Acad Dermatol 2001; 44: 100–8.

Gregoriou S, Karagiorga T, Stratigos A, et al. Photoonycholysis caused by olanzapine and aripiprazole. J Clin Psychopharmacol 2008; 28: 219–20.

Hanneken S, Wessendorf U, Neumann NJ. Photodynamic onycholysis: first report of photo-onycholysis therapy. Clin Exp Dermatol 2008; 33: 659–60.

Scotte F, Banu E, Medioni J, et al. Match case-control phase 2 study to evaluate the use of frozen sock to prevent docetaxel-induced onycholysis and cutaneous toxicity of the foot. Cancer 2008; 112: 1625–31.

Tosti A, Baran R, Dawber RPR. The nail in systemic diseases and drug induced changes. In: Baran R, Dawber RPR, de Berker RPR, Haneke E, Tosti A, eds. Diseases of the Nail and their Management, 3rd edn. Oxford: Blackwell Scientific Publications, 2001: 302–6.

Tosti A, Daniel RC 3rd, Piraccini BM, Iorizzo M. Colour Atlas of Nails. Berlin: Springer-Verlag, 2010.

Tosti A, Piraccani B, Dermatologic diseases. In: Scher RK, ed. Nails Diagnosis, Therapy and Surgery, 3rd edn. Philadelphia: Saunders, 2005: 116.

编者注：原著如此，疑应为 25 ～ 30°F，即 –3.9 ～ –1.1℃。

16 | 剔甲癖

对甲附属器的任何成分进行操作都可能导致创伤性的甲萎缩。这一章只涉及导致甲创伤的习惯，精神病性甲疾病不在这一范畴。

咬甲或咬甲癖

咬甲是大量有意自残行为中的一种（图 16.1）。通常患者会咬所有指甲，但也有人选择只咬一个指甲或留一个指甲不咬。

儿童时期单纯的咬甲很常见，通常情况下不会导致损伤。同卵双胞胎出现严重咬甲的概率比非同卵双胞胎多 4 倍。咬甲近端部分可导致甲根部甲小皮变得粗糙、不规则，并伴甲沟炎。一定比例的咬甲者会进一步发生甲分离。

这个过程中可能发生一些并发症，尤其是继发性细菌感染，可导致远端指骨的骨髓炎；病毒感染，包括经常累及嘴和指端的疱疹，以及累及多个手指的甲周疣。甲母质黑素细胞被刺激后，可导致纵行黑甲。在任何年龄段，破坏性或残毁性咬甲伴甲下出血的情况均不常见，但是偶见于某些幼年开始养成咬甲习惯的成人。

长期重度咬甲的患者可出现牙齿根尖吸收。

咬甲可与神经系统疾病如 Lesch-Nyhan 综合征（次黄嘌呤鸟嘌呤磷酸核糖转移酶缺陷）、脊髓损伤、先天性感觉缺失、痛觉不敏感相关，痛觉不敏感可表现为强迫性咬远端手指。

咬甲也可能与药物相关。药物可导致重复性运动。甲氧氯普胺和哌甲酯可分别引起肌张力障碍和舞蹈病样的动作。

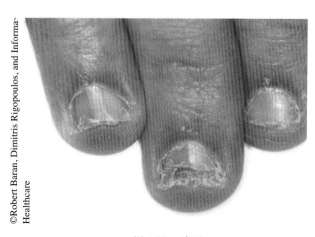

©Robert Baran, Dimitris Rigopoulos, and Informa Healthcare

图 16.1 咬甲

挖甲

　　神经质性挖甲直到发生永久性损伤是剔甲癖的一种变异类型。表现为一些怪异的特征，包括挖空区域、甲部空洞或者甲板背侧凹凸不平伴鳞屑（图 16.2）。有时器械（剪刀、小刀、钳子、剃须刀等）引起的线状搔刮及不计后果的做法提示病态过程，而非过度的正常操作。纵行黑甲并不少见，但是甲母质损伤伴后续瘢痕化及背侧翼状胬肉极少见。

　　甲下组织已经受到严重损伤时，封包治疗可防止患者自己造成一些不可逆病变。

　　如果局部预防措施无效，匹莫齐特可以带来良好的效果。

习惯性甲破坏所致畸形

　　使用器械或邻近的示指指甲反复把拇指甲小皮往后推会导致一种特征性的畸形：从甲小皮到顶端宽 2 ～ 3mm 的凹陷性横沟贯穿整个甲板。甲半月通常会延长。这种类型的剔甲癖有时是由咬近端甲皱襞皮肤造成的，形似 Heller 甲中部营养不良，后者是反复在甲的底部施加压力而形成扩大的甲半月和沿着甲板的纵向裂缝，偶尔还会出现枞树样的斜纹（图 16.3）。

　　反复把甲小皮往后推会在甲板中间部分产生大量甲浅沟和纵向凹陷。

　　每天使用保护套（带有微孔）持续 6 个月通常可解决这类问题。如果这种方法无效的话，采用 5- 羟色胺重摄取抑制剂氟西汀，20mg/d，也许可以控制症状。

逆刺皮

　　逆刺皮是小部分从外侧甲皱襞分裂开的角质化表皮（图 16.4），通常呈三角形，

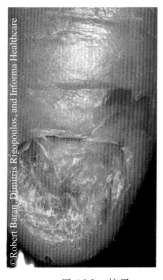

图 16.2　挖甲

远端尖锐质硬，底部连接在甲皱襞上。通常有炎症、疼痛，特别是当逆刺皮被触碰时。

　　尝试去除逆刺皮可能导致急性或慢性甲沟炎。逆刺皮在接触刺激物和主要直接用手工作的人群中很常见。

　　对可能发生感染的逆刺皮，应该使用尖头剪刀去除。莫匹罗星软膏可以预防或治疗轻度感染。

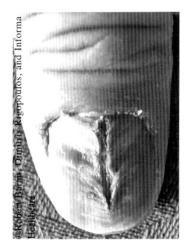

图 16.3　习惯性甲破坏所致畸形

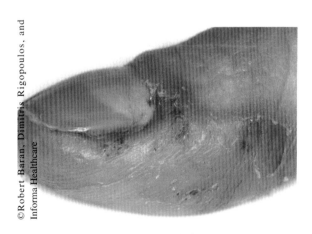

图 16.4　逆刺皮

吸吮拇指和手指

在子宫内吸吮拇指或手指可导致婴儿出生时手指即有胼胝和大疱。这是一种早期的重复性行为模式，50% 的儿童将来会进一步发展这种行为模式。在初期，18 个月至 2 岁时达到顶峰；30% 的儿童在 3 岁时仍然有这种行为，但大多数人在 4 岁时会停止这种行为。

最常见的并发症是甲沟炎（图 16.5）。近端甲皱襞下的潮湿口袋状空间形成了容纳白念珠菌和革兰氏阴性杆菌的皮肤环境。甲沟炎急性发作又刺激儿童吸吮手指，因此，甲沟炎进一步促进吸吮习惯的恶性循环。

特应性皮炎患者中，唾液导致的刺激性湿疹更加严重。有时可见疱疹性瘭疽伴口腔损害。也可发生结茧和指端畸形。

仅有一部分儿童在成年后继续吸吮拇指。在 4 ~ 14 岁，吸吮拇指除了影响形象，还会对颌面发育造成不利影响。

一些吸吮拇指的患者可能养成其他一些危险习惯。这些习惯只有在儿童吸吮手指时才会发生，称为共变行为。例如，吸吮拇指的人可能不自觉地拔头发。

对于小于 4 岁的儿童，不适合针对吸吮拇指进行治疗。大于 4 岁儿童，可以使用保护套以保证指甲正常生长。彩色指甲油对女孩有益。逆转习惯的方法可以纠正吸吮拇指，但最有效的方法是外涂味道不佳的物质联合适当奖励。

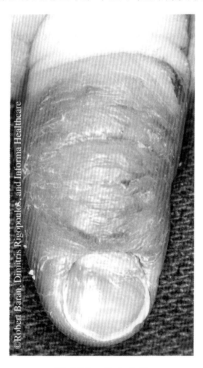

图 16.5　吸吮手指

　　对于甲沟炎等并发症，应该使用含有糖皮质激素和抗真菌药、抗细菌药的复方产品进行治疗。

人工性甲病（Onychopathomima）

　　这是一种未明确定义的甲板损害，可进展至整个指甲被破坏。可能是自身引起的，有时患者为了获得赔偿会谎称是职业暴露因素造成的。

扩展阅读

Colver GB. Onychotillomania. Br J Dermatol 1987; 117: 397–9.
Lubitz L. Nail biting, thumb sucking, and other irritating behaviours in childhood. Australian Family Physician 1992; 21: 1090–4.
Peterson AL, Campise RL, Azrin NH. Behavioral and pharmalocologic treatment for tic and habit disorders; a review. Behav Pediatr 1994; 15: 430–4.

17 | 肿瘤诊治过程造成的甲异常

这一章将讨论在肿瘤诊治过程中及随后发生的 4 种主要的甲部病变。

脆甲综合征

患者在进行任何潮湿性工作时应在塑料手套下面穿戴棉质手套。传统认为口服生物素或硅元素有帮助。服用光毒性药物的患者可外涂黑色指甲油。

甲分离

修剪或清除分离的甲板是有必要的（图 17.1），之后应该轻涂 3% 过氧化氢清洁，然后在甲床上涂抹莫匹罗星软膏。

对日常生活中使用器械或自我护理造成的甲板损害进行治疗。

血肿

与疼痛性"压力性"血肿（图 17.2）不同，裂片样出血无法治疗。部分或完全撕脱甲板有助于控制出血并清理甲床。有时撕脱后可发现甲周脓肿，应用纱布去除血肿，然后用消毒剂浸泡，最后涂抹莫匹罗星软膏。

甲皱襞损害

使用凡士林软膏会改善甲小皮的损伤或缺失。

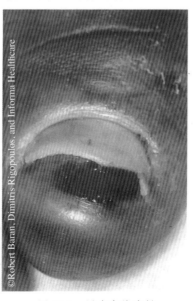

图 17.1　甲分离的清创

　　红斑、触痛或者疼痛，尤其是与化脓性肉芽肿相关时，结痂或者任何日常生活中使用器械或自我护理造成的甲皱襞损害通常都会发生嵌甲，伴或不伴甲周脓肿。

　　由于早期的损害无感染，所以病损内应用长效糖皮质激素可以阻止炎症反应。如果每日服用多西环素 200mg 持续 6 周无效的话，应该切除 3 ～ 4mm 新月形的近端甲皱襞组织。

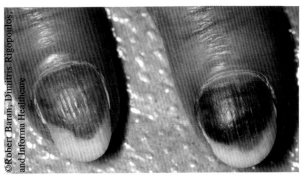

图 17.2　甲下出血

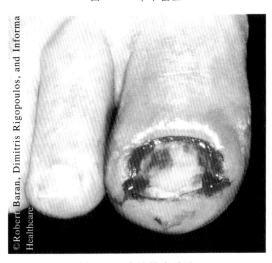

图 17.3　化脓性肉芽肿

　　在局部麻醉下，应该刮除化脓性肉芽肿部分（图 17.3）：将近端甲皱襞从甲床分离开后，去除甲外侧缘 1/5，以便于用苯酚（88%）腐蚀无血的甲母质的外侧角和过度生长的肉芽组织。

　　在每 3 周使用一次多西他赛，平均使用 6 个循环的患者中，采用冰冻手套（−30℃）可保护 89% 的患者，而在无保护措施的情况下，仅有 49% 的患者手部不受损。特殊的足部设备获得了同样良好的效果。

结论

癌症患者的甲损害很常见，尤其是使用紫杉烷类、EGFR 抑制剂、蒽环类和抗代谢药物的患者。虽然这些损害大部分仅为轻到中度，但是伴随的疼痛、对日常生活中使用工具或自我护理造成的影响，以及继发感染的风险，都使得在治疗过程中需要对甲病变给予特别注意。当甲病变伴发渗出、疼痛或者变色时，需要高度怀疑存在感染。而且由于甲板生长缓慢，对这些情况采取有效治疗后并不常获得迅速改善，用药间隔需要延长（即大于 2～4 周）以提供足够的缓解时间。因此，预防和治疗策略是必需的，以尽可能减少甲病变对日常生活和抗肿瘤治疗剂量强度的影响。

谨记
1. 应该使用冰冻手套，预防使用多西他赛的患者发生甲分离（图 17.4）。
2. 可能发生冻伤和肢端坏死（图 17.5）。

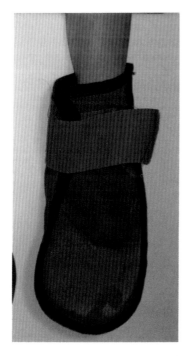

图 17.4　冰冻手套。来源：Courtesy of Dr C. Bachmeyer; 此前发表在（Begon et al. 2011）

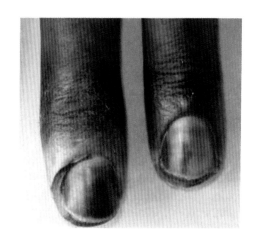

图 17.5　指甲冻伤。来源：Courtesy of Dr C. Bachmeyer; 此前发表在（Begon et al. 2011）

扩展阅读

Baran R, Dupré A. Vertical striated sandpaper nails. Arch Dermatol 1977; 113: 1613.

Baran R, Jeanmougin M, Cesarini JP. Spontaneous photoonycholysis in a West Indian with type V skin. Acta Derm Venereol 1997; 77: 169–70.

Baran R, Juhlin L. Drug-induced photoonycholysis. J Am Acad Dermatol 1987; 17: 1012–16.

Baran R, Moulin E. The bidet-nail. A French variant of the worn down nail syndrome. Br J Dermatol 1999; 140: 377.

Baran R, Robert C, Fox L. Toxicité unguéale des thérapies ciblées anticancéreuses. In: Sibaud V, Robert C, eds. Manifestations cutanées des thérapies ciblées anticancéreuses: une Nouvelle Dermatologie. Toulouse: Privat, 2010: 115–23.

Baran R. Twenty-nail dystrophy of alopecia areata. Arch Dermatol 1981; 117: 1.

Begon E, Blum L, Fraboulet G, et al. Frosbite as a complication of frogen gloves in the prevention of docetaxel-induced onycholysis. EJD 2011; 21: 628–9.

De Paoli R, Marks VJ. Crusted (Norwegian) scabies treatment of nail involvement. J Am Acad Dermatol 1987; 17: 136–9.

Gould JW, Mercurio MG, Elmets CA. Cutaneous sensitivity induced by exogenous agents. J Am Acad Dermatol 1995; 33: 551–73.

Green JJ, Manders SM. Pseudoporphyria. J Am Acad Dermatol 2001; 44: 100–8.

Higashi N. Pathogenesis of the spooning. Hifu 1985; 27: 29–34.

Möehrenschlager M, Schmidt T, Ring J, Abeck D. Recalcitrant trachyonychia of childhood-response to daily oral biotin supplementation: report of two cases. J Dermatol Treat 2000; 11: 113–15.

Piraccini BM, Tullo S, Iorizzo M, et al. Triangular worn-down nails; report of 14 cases. G Ital Dermatol Venereol 2005; 140: 161–4.

Schamroth L. Personal experience. S Afr Med J 1976; 50: 297–300.

Segal BM. Photosensitivity, nail discoloration and onycholysis. Side effects of tetracycline therapy. Arch Int Med 1963; 112: 165–7.

Winther D, Saunto DM, Korap M, et al. Nail changes due to docetaxel – a negleted side-effet and nuisance for the patient. Support care cancer 2007; 15: 1191–7.

18 | 鲍恩病

鲍恩病（一种独特类型的鳞状细胞癌，SCC）是一种非侵袭性的恶性肿瘤，由于以下原因，在近几年引起了人们的注意：

- 近期文献中有多个鲍恩病的报道。
- 报道了这种疾病的新类型。
- 人乳头瘤病毒（HPV）与该病有关联。50% ~ 60% 的鲍恩病患者伴发 HPV 高危型（11、16、34 和 35 型）感染。

据报道，鲍恩病可发生于年轻人，比如 39 岁，但通常还是好发于超过 50 岁的人群。前三个手指好发，拇指是最常见的发病部位（也有文献称中指更好发）。大多数情况下左手更易受累。

表 18.1 鲍恩病的甲表现
典型的临床类型
甲周病灶
高度角化或乳头瘤样增生
甲皱襞糜烂和鳞屑
甲周肿胀
甲沟炎
皲裂
甲皱襞溃疡（图 18.1）
甲下病灶
甲分离
疼痛
部分或全部甲脱落
新近归类的临床类型
表现为不规则黑色条纹的纵行黑甲
一些病例中出现的纵行红甲
一个病例类似色素性甲母质瘤

谨记
甲鲍恩病是一种低度恶性、低转移风险的肿瘤。

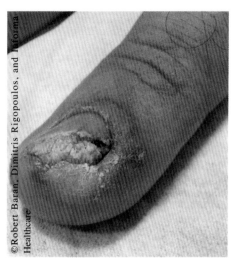

图 18.1　疣样的鲍恩病

　　出现任何溃疡、出血或者结节形成的表现提示肿瘤已经具有侵袭性，这种病例有 20% 的概率发生骨侵犯。

　　指甲的鲍恩病可能会发展为多指受累（一定要检查所有 20 个甲！），随访中需要关注并评估所有肢端未受累的指（趾）甲。

> **谨记**
>
> 鲍恩病与HPV11、16、34和35型有关。请检查生殖器HPV感染情况。

　　诊断的关键在于组织病理学检查。病理表现与发生于皮肤其他部位的鲍恩病相同。最重要的特征是基底膜完整。

治疗

　　经典的治疗方法如下：

　　1. Mohs 显微描记手术被认为是最佳治疗方法，因为这种手术能最大限度保留正常组织。

　　2. 一些病例适合手术切除。

　　3. 少数病例可以使用电外科治疗。

　　4. CO_2 激光消融。

　　5. 液氮。

　　6. 发生骨受累的患者需要进行截肢。

文献报道的新治疗方法如下：

7. 咪喹莫特。

8. ALA 光动力治疗（用这种方法成功治疗了两例患者）。

9. 甲氨蝶呤皮损内注射。

10. 对甲床 SCC 进行放疗。

> **谨记**
>
> 1. 鲍恩病多数发生于左手。
> 2. 必须进行定期检查以除外复发。
> 3. 对患有鲍恩病的女性患者需要检查肛周及外阴部位，并定期监测宫颈癌是否发生。

扩展阅读

Baran R, Richert R. Common nail tumors. Dermatol Clin 2006; 24: 297–311.

Baran R, Perrin C. Bowen's disease clinically simulating an onychomatricoma. J Am Acad Dermatol 2002; 47: 947–9.

Baran R, Perrin C. Longitudinal erythronychia with distal subungual keratosis: onychopapilloma of the nail bed and Bowen's disease. Br J Dermatol 2000; 143: 132–5.

Koch A, Schönlebe J, Haroske G, et al. Polydactylous Bowen's disease. JEADV 2003; 17: 213–15.

Laffitte E, Saurat JH. Recurrent Bowen's disease of the nail: treatment by topical imiquimod (Aldara). Ann Dermatol Venereol 2003; 130: 211–13.

Sheen YS, Sheen MC, Sheu HM, et al. Squamous cell carcinoma of the big toe successfully treated by intra-arterial infusion with methotrexate. Dermatol Surg 2003; 29: 982–3.

Tan B, Sinclair R, Foley P, Photodynamic therapy for subungual Bowen's disease. Australas J Dermatol 2004; 45: 172–4.

Yaparpalvi R, Mahadevia PS, Gorla GR, et al. Radiation therapy for the salvage of unresectable subungual squamous cell carcinoma. Dermatol Surg 2003; 29: 294–6.

19 ▌鳞状细胞癌

目前为止，文献中报道的甲部鳞状细胞癌仅有 200 个病例，然而这却是甲单元最常见的恶性肿瘤。研究提示，人乳头瘤病毒（HPV）感染（特别是 60% 以上的病例中可以分离出 HPV16 型）参与了该病的发病过程。其他可能的病因包括医源性或意外接受射线照射（放射医师或技师）、慢性炎症和长期日光照射（虽然甲板阻断了全部的 UVB 而仅有少量 UVA 可透过，并不支持这一致病因素）。50 岁后的人可能发生该病，拇指和示指是最好发的部位。该病很少发生于脚趾。

文献中仅报道了一例发生于 13 岁女孩的鳞状细胞癌。

Tosti 等（1993）报道了 3 例疣状癌（一种鳞状细胞癌的低度恶性变异类型，特征表现为有局部侵袭行为，但转移风险较低），其中 2 例发生于脚趾。

表现

结节样表现、出血和溃疡以及对治疗无反应提示鳞状细胞癌。鳞状细胞癌也能由很多皮肤疾病导致（例如扁平苔藓或银屑病），因此临床医师应该对这类疾病进行密切随访（图 19.1）。

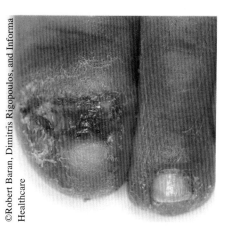

图 19.1　鳞状细胞癌伴甲下组织完全破坏

18% ~ 60% 的病例会发现甲下鳞状细胞癌导致的骨侵袭，但骨侵袭并不增加转移的风险。

1.7% 的患者出现转移，其中少于 2% 的患者出现淋巴结浸润。

由于存在远期转移的风险，随访应该延长至 10 年。

> **谨记**
> 对所有甲肿瘤都推荐进行影像学检查，以评估肿瘤累及的范围以及是否存在骨受累。

治疗

1. 无骨受累的患者，Mohs 显微描记手术是一线治疗方法（治愈率达 92% ~ 96%）。

2. 如果病灶位于外侧甲皱襞，则需要沿边缘扩大切除 5mm。

3. 指间关节发生骨受累时建议进行截肢手术。

4. 在手术无法切除甲下鳞状细胞癌时，除截肢手术外，外照射放射线是一种可行的选择。

> **谨记**
> 1. 鳞状细胞癌是发生于甲单元的最常见的恶性肿瘤。
> 2. 所有患者都需要长期随访。
> 3. Mohs 显微描记手术是一线治疗方法。

扩展阅读

Bui-Mansfield LT, Pulcini JP, Rose S. Subungual squamous cell carcinoma of the finger. AJR Am J Roentgenol 2005; 185: 174–5.

Dobson CM, Azurdia RM, King CM. Squamous cell carcinoma arising in a psoriatic nail bed: case report with discussion of diagnostic difficulties and therapeutic options. Br J Dermatol 2002; 147: 144–9.

Dominguez-Cherit J, Garcia C, Vega-Memije ME, et al. Pseudo-fibrokeratoma: an unusual presentation of subungual squamous cell carcinoma in a young girl. Dermatol Surg 2003; 29: 788–9.

Jellinek N. Primary malignant tumors of the nail unit. Adv Dermatol 2005; 21: 33–64.

Kelly KJ, Kalani AD, Storrs S, et al. Subungual squamous cell carcinoma of the toe: working toward a standardized therapeutic approach. J Surg Educ 2008; 65: 297–301.

McHugh RW, Hazen P, Eliezri YD. Metastatic periungual squamous cell carcinoma: detection of human papillomavirus type 35 RNA in the digital tumor and axillary lymph node metastases. J Am Acad Dermatol 1996; 34: 1080–2.

Okiyama N, Satoh T, Yokozeki H, et al. Squamous cell carcinoma arising from lichen planus of nail matrix and nail bed. J Am Acad Dermatol 2005; 53: 908–9.

Tosti A, Morelli R, Fanti PA, et al. Carcinoma cuniculatum of the nail apparatus: report of three cases. Dermatology 1993; 186: 217–21.

Virgili A, Rosaria Zampino M, Bacilieri S, et al. Squamous cell carcinoma of the nail bed: a rare disease or only misdiagnosed? Acta Derm Venereol 2001; 81: 306–7.

Zaiac MN, Weiss E. Mohs micrographic surgery of the nail unit and squamous cell carcinoma. Dermatol Surg 2001; 27: 246–51.

20 | 黑甲

黑甲是指"黑色的甲"，可以是分散的或者带状的棕黑色，从甲母质直线延伸至甲尖，称作纵行黑甲。这种黑带可以是单发或者多发的。

导致甲出现棕黑色的原因有：出血、黑色素生成增加（色素痣、雀斑和黑色素瘤）、摄入不同的药物（反转录酶抑制剂、四环素、化疗药等）、特殊真菌（毛癣菌黑色变种、曲霉、帚霉等）生长、全身疾病（阿狄森病、库欣综合征、甲状腺功能亢进、含铁血黄素沉着症、低白蛋白血症、卟啉病、艾滋病、营养不良、维生素 B$_{12}$ 缺乏等）、局部因素（剔甲癖、咬甲、腕管综合征、甲下异物、放疗、紫外线、炎症后色素沉着等）、生理情况 [妊娠、种族（77% 的黑人在 20 岁时会出现黑甲，几乎 100% 的黑人在 50 岁时都会出现黑甲。日本人发生黑甲的概率也较高，成人可达 10% ~ 20%，而中国成人中却很少见，尤其是 20 岁以下的人）]、综合征（Laugier-Hunziker-Baran 综合征、Peutz-Jeghers-Touraine 综合征等）和皮肤疾病（银屑病、扁平苔藓、系统性红斑狼疮、黏液囊肿、鲍恩病等）（图 20.1）。

黑甲在男性和女性中发生的概率相同，好发于老年人。

任何形式的儿童黑甲通常都是色素痣导致的，因为黑色素瘤发生于白种人儿童（0 ~ 16 岁）的概率极小。直到现在，文献中报道的发生于儿童的甲黑色素瘤仅有 10 例：6 例来自日本，1 例来自阿根廷，1 例来自巴西，1 例来自菲律宾，1 例国籍不明。这些病例中的 4 例有争议，因为一些研究者认为它们应该是良性黑素细胞增生（虽然存在细胞核异形和黑素细胞的表皮内迁移现象）。

谨记
甲黑色素瘤在白人儿童中极为罕见。

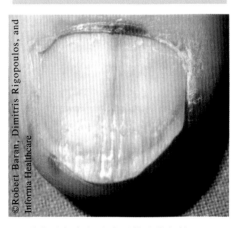

图 20.1　影响甲小皮和近端甲皱襞的假性 Hutchinson 征

黑素细胞通常位于甲母质的远端部分，密度达到 $300/mm^2$ 左右。这个区域有两种黑素细胞，休眠黑素细胞 DOPA 阴性（免疫组化可显示），功能性黑素细胞 DOPA 阳性。这些黑素细胞具有黑素合成过程必需的所有关键酶。近端甲母质的黑素细胞大部分是休眠的。甲床无黑素细胞或只有 $50/mm^2$。

虽然休眠的黑素细胞也可以被激活并产生黑色素，但是远端部分甲母质的黑素细胞才是导致甲板变黑的原因。

黑甲是由黑素细胞活跃或增生导致的。前者黑素细胞数量没有增加，但是功能增强，而后者是功能性黑素细胞数量增加，并且是儿童黑甲最常见的原因。

考虑到纵行黑甲与黑色素瘤的关系，成人患者出现以下表现应该引起临床医师的警惕：

1. 甲皱襞和（或）甲床出现黑色素（Hutchinson 征）（图 20.2）。
2. 甲板部分或全部损坏。
3. 色带远端缩窄提示近端损害在增加。
4. 损害中央是黑的，外侧部分更透明和模糊。
5. 色素突然进一步变黑和扩展。

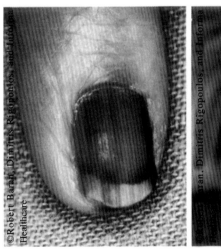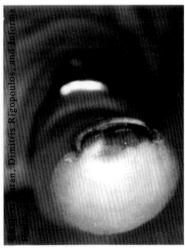

图 20.2　出现 Hutchinson 征的黑甲

当儿童出现这些可疑的临床表现时，并不意味着一定是恶性的。患有黑甲的儿童，无论黑甲是分散的还是带状的，临床医师有两个选择：如果色带较窄并且经过一段时间无变化（每 6 个月检查一次，通常持续到青春期），就观察随访（等待和观察）。如果色带较宽，伴 Hutchinson 征阳性且患者皮肤类型为Ⅲ～Ⅳ型，就切除损害。

ABCDEF 法则：A. 年龄，发病高峰期是 50～70 岁；B. 宽于 3mm 的棕黑色带；C. 尽管在治疗，甲板色带也在发生变化；D. 肢端受累，拇指比踇趾更易受到甲下黑色素瘤的影响，而后者又比示指更易受到甲下黑色素瘤的影响；E.甲床、甲母质和（或）甲板的棕黑色素向邻近甲小皮及近端和（或）外侧甲皱襞扩展；F.发育不良痣或黑色素瘤的家族史或个人史并不影响诊断的准确性，而且目前没有基于证据的用于甲色素的皮肤镜诊断指南。也许只有颜色的均一性和色带的宽度才是判断可疑黑色素瘤的指征。目前缺乏关于儿童甲母色素痣的资料。如果纵行黑甲需要被切除，那么我们选择什么时间进行？皮肤镜可靠吗？这方面的经验仍然非常有限，没有数据说明皮肤镜优于临床检查。皮肤镜发现的不规则现象包括纵行棕色到黑色细线在色调、间距、粗细和平行度方面的不规则。皮肤镜是否看到上述表现，可以帮助临床医师决定是否需要进行活检。

> **谨记**
>
> 排除假性 Hutchinson 征。

扩展阅读

Baran R, Kechijian P. Longitudinal melanonychia (melanonychia striata): diagnosis and management. J Am Acad Dermatol 1989; 21: 1165–75.

Baran R, Kechijian P. Hutchinson's sign: a reappraisal. J Am Acad Dermatol 1996; 34: 87–90.

Braun RP, Baran R, Le Gal FA, et al. Diagnosis and management of nail pigmentations. J Am Acad Dermatol 2007; 56: 835–47.

Daniel CR 3rd, Jellinek NJ. Subungual blood is not always a reassuring sign. J Am Acad Dermatol 2007; 57: 176.

Iorizzo M, Tosti A, Di Chiacchio N, et al. Nail melanoma in children: differential diagnosis and management. Dermatol Surg 2008; 34: 974–8.

Leung AK, Robson WL, Liu EK, et al. Melanonychia striata in Chinese children and adults. Int J Dermatol 2007; 46: 920–2.

Tosti A, Baran R, Piraccini BM, et al. Nail matrix nevi: a clinical and histopathologic study of twenty-two patients. J Am Acad Dermatol 1996; 34: 765–71.

Tosti A, Piraccini BM, de Farias DC. Dealing with melanonychia. Semin Cutan Med Surg 2009; 28: 49–54.

21 ┃ 纵行红甲

单指（趾）纵行红甲表现为单个或有时两个间断的线条。由裂片样出血和角化性线状隆起组成。后者去除甲板后可见，自远端甲母质或远端甲母质-甲床交界处向甲下皮延伸，其末端表现为球拍样的甲乳头状瘤（图21.1A，B）。远端的甲下损害通常伴有中度甲分离。

手指的多指纵行红甲仅有裂片样出血表现。在一个患者中，上述表现两年后发展为纵行红甲，其中一些条纹累及甲板全长，终止于甲下角化过度，其游离缘有开裂的倾向（图21.2）。有两个患者压迫其甲板红色条带的背侧会导致疼痛，另有一名钢琴家，压迫其指腹会导致疼痛。

与多指（趾）型红甲相反，单指（趾）纵行红甲可能与血管球瘤、扁平苔藓及淀粉样变性有关。更罕见的是它伴发于局限性多核远端甲下角化（localized multinucleate distal subungual keratosis），甚至甲下疣状角化不良瘤。所有情况下都必须排除鲍恩病的可能，尤其是皮损不断进展时。

因此，对于病因不明的病例，需要做纵向梭形活检，起自甲母质中部到远端，通过甲床到甲下皮为止。该纵向标本自骨膜水平切开。

根据诊断不同而有不同的治疗。一般来说，局限的纵行红甲应注意局部肿瘤的可能，而多发的纵行红甲则以寻找潜在的区域性或系统性病因为重点。因此，甲板全部或部分撕脱（更好）配合远端甲母质和甲床的纵向活检是最合适的技术。

虽然已经有一些关于该症的论文发表，但近期可能有全新的著作发表。

表21.1　病因诊断及鉴别诊断

局限性纵行红甲
　甲乳头状瘤
　血管球瘤
　鲍恩病
　疣
　疣状角化不良瘤
　良性血管增生
　扁平苔藓[有时为多指（趾）受累]
　甲黑色素瘤
　基底细胞癌
　特发性
多指（趾）纵行红甲
　Darier病
　镶嵌型Darier病的棘层松解性角化不良性表皮痣
　Hopf疣状肢端角化症
　棘层松解性大疱性表皮松解症
　原发性淀粉样变性（有时为单甲受累）
　移植物抗宿主病
　偏瘫
　特发性

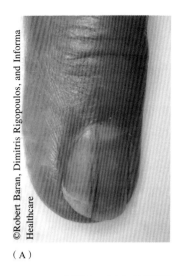 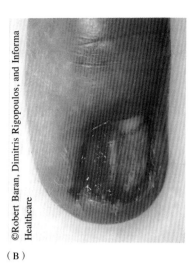

（A）　　　　　　　　　　　　（B）

图 21.1 　（A）单指红甲，远端 2/3 为纵行出血所代替。
（B）甲撕脱后，可见一纵行嵴累及甲下可见区域的远端 4/5

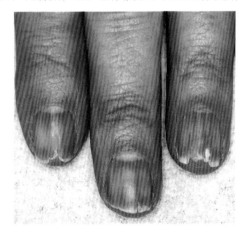

图 21.2 　多指红甲伴甲远端开裂及甲脆性增加。来源：Courtesy of B. Krayenbühl（瑞士）

谨记

1. 单指（趾）纵行红甲可能与鲍恩病有关。
2. 到目前为止，多发纵行红甲中尚无恶性皮损的报道。

扩展阅读

Baran R, Dawber RPR, Perrin C, Drapé JL. Idiopathic polydactylous longitudinal erythronychia: a newly described entity. Br J Dermatol 2006; 155: 219–21.

Baran R, Perrin C. Focal subungual warty dyskeratoma. Dermatology 1997; 195: 278–80.

Baran R, Perrin C. Localized multinucleate distal subungual keratosis. Br J Dermatol 1995; 133: 77–82.

Baran R, Perrin C. Longitudinal erythronychia with distal subungual keratosis; onychopapilloma of the nail bed and Bowen's disease. Br J Dermatol 2000; 143: 132–5.

Baran R. The red nail – Always benign? Actas Dermosifiliogr 2009; 100(Suppl 1): 106–13.

Cogrel O, Beylot-Barry M, Doutre MS. Subungual cell carcinoma revealed by longitudinal erythronychia. Ann Dermatol Venereol 2008; 135: 883–5.

Higashi N. Focal acantholytic dyskeratosis. Hifu 1990; 32: 507–10.

Jellinek N. Longitudinal erythronychia: suggestions for evaluation and management. J Am Acad Dermatol 2011; 64: 167.

Reuter G, Keller F, Samana B, Boehm N. Maladie de Bowen unguéale à type d'érythronychie longitudinale. Aspect dermoscopique et étude virologique. Ann Dermatol Vénéréol 2005; 32: 614.

22 | 外生性骨疣

外生性骨疣是在骨表面形成的新骨。从根本上说，这是伴有骨组织增生的良性结缔组织肿瘤。

外生性骨疣可发生于身体任何部位，但最常见于趾、指、下颌、长骨、足跟和头皮，也可发生于鼻窦腔、眼眶内等处。

发生于指（趾）远端指（趾）骨并累及甲单元的外生性骨疣称为甲下外生性骨疣。

甲下外生性骨疣是一种少见的良性骨软骨性骨肿瘤，发生于指（趾）的远端指（趾）骨，位于甲床下或附近。1847 年，Dupuytren 对 30 例踇趾甲下外生性骨疣患者进行回顾，首次对该损害进行了描述（图 22.1）。

该病被认为是骨软骨瘤的一种少见变异型。

该病常表现为单发损害，但偶尔也为多发损害。研究表明，多发损害有遗传倾向。有两种表现为甲下外生性骨疣的遗传性疾病：多发性外生性骨疣综合征和多发性外生性骨疣 - 智力缺陷综合征。

甲下外生性骨疣可发生于任何年龄，但是半数病例发生于 20 岁前，女性更易受累（2 : 1）。

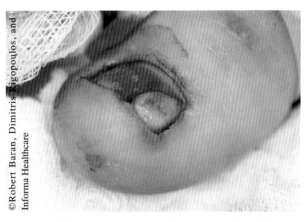

图 22.1　外生性骨疣在去除甲板和部分甲床后的表现

> **谨记**
>
> 近 80% 的病例累及踇趾，其余病例累及其他脚趾。

2001 年 Ilyas 等报道了一位 32 岁的女性患者，其右足第三趾发生了甲下外生性骨疣。手指出现这种损害非常少见，2004 年 Dave 等报道了一例手指甲下外生性骨疣的罕见病例。

外生性骨疣的发病机制尚未完全明确，但有以下可能：创伤、畸形和软骨残留。创伤常常是诱发因素，而甲下外生性骨疣可能是对急性或慢性刺激而产生的软骨化生。穿高跟瘦鞋、体育运动、甲手术史等因素被认为可能会加速该病的发展。慢性感染更可能是继发的表现而不是导致该病的原因。

> **谨记**
> 很多甲下外生性骨疣病例最初被包括皮肤科医生在内的各种专科大夫误诊，导致因治疗不充分而使病情延误或治疗过度（如截指术或放射治疗）。

表现

在典型病例中，最初表现为一个小而实的损害，通常位于甲游离缘的深部。甲板与增大的外生性骨疣挤压产生疼痛，走路时尤其严重。覆盖在上面的甲板被向上推挤，并最终脱离；留下纤维组织团块，其表面可发生侵蚀和感染。该纤维组织团块覆盖在外生性骨疣上面。

患有甲下外生性骨疣的患者可具有不同的临床表现，这取决于他们何时寻求甲部护理。

Garcia Carmona 等（2009）根据体检时趾和甲板的临床表现及相关异常，提出一个甲下外生性骨疣的临床分类。

Ⅰ型（轻度畸形）：压迫甲板后出现疼痛。甲板正常或轻度弯曲。这是甲下外生性骨疣的第一阶段。

Ⅱ型（甲板远端的外生性骨疣）：这一型最重要的临床特点是远端趾尖肥大，使甲板不能向远端正常生长。甲板在冠状面弯曲，甲边缘内生形成嵌甲，这经常是患者的主诉。触压远端肿物导致压痛，并在肿物下可触及硬块。

Ⅲ型（畸形）：甲板完全弯曲（管型甲）伴有甲床不同程度的破坏。在此阶段，患者经受持续性疼痛，并且不能正常穿鞋。

Ⅳ型（外生性骨疣）：这和末节趾骨中间或侧髁的骨性突起有关。疼痛与受累的甲皱襞不一定相关，患者认为疼痛是直接触摸位于近端甲皱襞的骨性突起导致的。

诊断

X 线检查可以确诊。临床医生应该对所有凸起的肿瘤进行放射影像学检查，不但是正位像，还要重视侧位或一定角度的侧位像。

> **谨记**
> 由于纤维软骨帽具有射线透射性，影像学表现通常比术中所见要小。

鉴别诊断

这个区域与甲下外生性骨疣相似的损害包括甲下疣、化脓性肉芽肿、无色素性黑色素瘤、血管球瘤、内生趾甲、内脏肿瘤的皮肤转移和骨肉瘤。

治疗

外科干预是外生性骨疣最恰当的治疗方法，而且实施正确时可获得持久的可预期的结果。全部切除软骨性损害是非常重要的，否则将会复发。

> **谨记**
> 1. 可以通过简单的 X 线检查而诊断。
> 2. 外生性骨疣主要见于青年患者。

扩展阅读

Bennett RG, Gammer S. Painful callus of the thumb due to phalangeal exostosis. Arch Dermatol 1973; 108: 826–7.

Cohen HJ, Samuel BF, Wilfred M, Richard CG. Subungual exostoses. Arch Dermatol 1973; 107: 431–2.

Dave S, Carounanidy U, Thappa DM, et al. Subungual exostosis of the thumb. Dermatol Online J 2004; 10: 15

Dorfman HD, Czerniak B. Reactive and metabolic conditions simulating neoplasms of bone. In: Dorfman HD, Czerniak B, eds. Bone Tumours. St Louis: Mosby, 1998: 1120–94.

Evison G, Price CHG. Subungual exostosis. Br J Radiol 1966; 39: 451–5.

Garcia Carmona FJ, Pascual HJ, Fernandez Morato D. A proposed subungual exostosis clinical classification and treatment plan. J Am Podiatr Assoc 2009; 99: 519–24.

Ilyas W, Geskin L, Joseph AK, et al. Subungual exostosis of the third toe. J Am Acad Dermatol 2001; 45: S200–1.

Landon GC, Johnson KA, Dahlin DC. Subungual exostoses. J Bone Joint Surg Am 1979; 61: 256–9.

Lemont H, Christman RA. Subungual exostosis and nail disease and radiological aspects. In: Scher RK, Daniel CR, eds. Nails: Therapy, Diagnosis and Surgery. Philadelphia: WB Saunders, 1990: 250.

23 ┃ 血管球瘤

血管球瘤是一种不常见的良性疾病，其典型表现为四肢末端的红／蓝色的小丘疹或结节，好发于甲下。

血管球瘤被认为是来源于原先存在的血管球细胞群中平滑肌细胞的肿瘤性增殖。血管球细胞群是特化的动 - 静脉吻合，主要存在于指部，以 Sucquet-Hoyer 吻合为特征，这在温度调节中起重要作用。导致血管球细胞增殖的始动因素并不明确，有些作者提出外伤导致单发性甲下血管球瘤的假说，虽然该理论还未得到充分研究。

多数血管球瘤是单个散发的，但有些血管球瘤病例是多发的，也称为血管球血管瘤。血管球血管瘤最常见于儿童，并为常染色体显性遗传。

单发的血管球瘤，尤其是甲下者，女性比男性更加常见。

甲下的血管球瘤可发生于任何年龄，但最常见于青年人。血管球血管瘤最常出现于儿童，实际上很多是先天性的。

皮肤外血管球瘤已有发生于胃肠道、肛周、骨、阴唇、宫颈、阴道、气管等部位的报道。

谨记

血管球肿瘤中，恶变为血管球血管肉瘤并证明转移的病例极为罕见，但已有报道。

表 23.1　血管球血管肉瘤的可能特征

- 大于 2cm
- 快速生长
- 深层软组织受累

表 23.2　甲下血管球瘤的体征

阵发性疼痛可以很剧烈，压迫或温度变化，尤其是寒冷可使其加重。有些患者夜间疼痛加重。

- Hildreth 征：在手臂近端扎止血带后疼痛消失。
- Love 试验：用铅笔尖在准确区域按压可以诱发疼痛。

由于症状不典型，如慢性疼痛及高敏感和损害小，血管球瘤常常难以诊断。此外，有些病例的损害并无疼痛。从出现症状到正确诊断的时间通常是 7 年（图 23.1）。

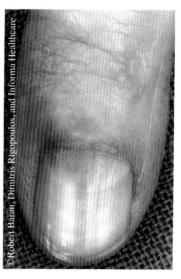

图 23.1 发生于甲半月的血管球瘤伴纵行红甲

诊断

磁共振成像（MRI）对血管球瘤较为敏感，通过高分辨技术可发现 1 ~ 2mm 大小的损害。

X 线检查通常是正常的。虽然病程较长的血管球瘤可以见到骨侵蚀，但是损害本身在射线下通常不可见。超声波扫描对该病的诊断也很有帮助。

谨记

标准 MRI 足以发现血管球瘤，但是高分辨 MRI 和 3D 超声波扫描可以更精确地评估肿瘤的特征。

鉴别诊断

单发的血管球瘤在临床上可能会和其他疼痛性结节相混淆，如小汗腺螺旋腺瘤、平滑肌瘤和黑色素瘤。这些疾病通过组织病理学和免疫组织化学法很容易与血管球瘤鉴别。

组织学上，该损害通常表现为实体的局限性结节，周围包绕一圈纤维组织。其中包含内衬一层内皮细胞的血管腔，周围包绕密集的血管球细胞。血管球细胞形态单一，圆形或多边形，有饱满的细胞核和少量嗜酸性胞质。

治疗

对于有症状的单发血管球瘤，手术切除是治疗的选择。多数甲下血管球瘤都采取了拔除甲板后切除瘤体的方案。2010 年，Pahwa 等报道了一种保留甲板的手术方式，称为"活门"技术，取得了很好的效果。

> **谨记**
> 1. 75% 的病例发生于指甲。
> 2. 90% 的病例为女性患者。
> 3. 透过甲板可见蓝色或红色损害。
> 4. 疼痛是主要症状。

扩展阅读

Altinok T, Cakir E, Gulhan E, et al. Tracheal glomus tumor. J Thorac Cardiovasc Surg 2006; 132: 201–2.

Brathwaite CD, Poppiti RJ Jr. Malignant glomus tumor: a case report of widespread metastases in a patient with multiple glomus body hamartomas. Am J Surg Pathol 1996; 20: 233–8.

Drapé JL, Idy-Peretti I, Goettmann S, et al. Standard and high resolution magnetic resonance imaging of glomus tumors of toes and fingertips. J Am Acad Dermatol 1996; 35: 550–5.

Drapé JL, Idy-Peretti I, Goettmann S, et al. Subungual glomus tumors: evaluation with MR Imaging. Radiology 1995; 195: 507–15.

Fujioka H, Kokubu T, Akisue T, et al. Treatment of subungual glomus tumor. Kobe J Med Sci 2009; 55: 1–4.

Hiruta N, Kameda N, Tokudome T, et al. Malignant glomus tumor: a case report and review of the literature. Am J Surg Pathol 1997; 21: 1096–103.

Kim DH. Glomus tumor of the finger tip and MRI appearance. Iowa Orthop J 1999; 19: 136–8.

Miettinen M, Paal E, Lasota J, et al. Gastrointestinal glomus tumors: a clinicopathologic, immunohistochemical, and molecular genetic study of 32 cases. Am J Surg Pathol 2002; 26: 301–11.

Pahwa M, Pahwa P, Kathuria S. Glomus tumour of the nail bed treated with the 'trap door' technique: a report of two patients. J Dermatolog Treat 2010; 21: 298–300.

Rathi KR, Jena J, Dash BM, et al. Extradigital glomus tumor as a cause of chronic perianal pain. Indian J Pathol Microbiol 2009; 52: 414–16.

24 | 黏液样假囊肿（黏液囊肿，腱鞘囊肿）

黏液样假囊肿，也称指（趾）黏液囊肿，是指（趾）良性肿瘤，常位于远端指间关节或近端甲皱襞内。这是除疣以外最常见的爪甲肿瘤。

指黏液囊肿的病因存在争议，并且与囊肿的类型有关。第一型，黏液瘤型或浅表型，是局灶性黏蛋白沉积症的一种类型，以黏多糖（黏蛋白）在皮肤的异常沉积为特征。其原因是成纤维细胞过量分泌透明质酸，并且在解剖学上不与相邻的远端指间关节连接。该型经常发生于近端甲皱襞附近，并且由于其没有囊壁，不应该被称为"囊肿"，而假囊肿的称谓似乎更合适。第二型是腱鞘囊肿型黏液样囊肿或者称为深在型，位于指背侧，在远端指间关节附近。这一型是腱鞘或关节囊疝出的结果，因此相当于腱鞘囊肿，并常出现于有骨关节炎和骨赘基础的老年人。

> **谨记**
>
> 囊肿常出现于手上，并且是优势手的中指或示指；足趾受累相当少见。

在老化过程或炎症中，关节面可以磨损和破坏关节囊，使关节囊在薄弱部位破损，液体随之流出，聚集在与远端指间关节相连的阻力较小的部位。这一过程导致了腱鞘囊肿型黏液囊肿的形成。

在一些情况中，外伤也可能是诱发因素。两种类型和骨关节炎都有很高的相关性。

De Berker 和 Lawrence（2001）认为黏液样囊肿是一种腱鞘囊肿，几乎 90% 病例和远端指间关节相连接。

表现

黏液样囊肿表现为单发或多发（少见）、肤色至半透明的半球形丘疹结节，圆形或椭圆形，直径通常为 3 ~ 5mm（文献中只报道过一例疱疹样表现的指黏液囊肿病例）。囊肿内含黏性、胶状液体，色清或呈粉黄色。液体来源于远端指间关节，可以自发或在轻微外伤后流出。在囊肿表面照光时，黏液可被照亮（图24.1）。

皮损通常没有症状，疼痛感常常在有相对较大的囊肿时发生，并且可能与潜在的骨关节炎有关。囊肿的表面可以是平滑的或者是疣状的（图 24.2）。

甲板改变归因于位于近端甲皱襞的囊肿对甲母质的压迫。这些改变包括纵沟、凹形管状营养不良或搓衣板样的横沟（可能由继发于微血管紊乱的甲母质炎症导致）。但是这些甲改变对黏液样囊肿的诊断而言没有特异性。

有一种少见的甲下型黏液囊肿，发生在甲母质的下面，导致甲母质凸起变形，甲板横向过曲，并伴有甲半月变色。

几乎所有的临床观察都显示指黏液囊肿主要见于中年人和老年人。女性似乎较男性多见（2：1）。

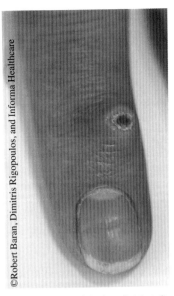

图 24.1　黏液样囊肿，指甲正常

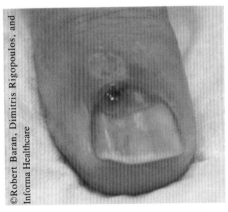

图 24.2　黏液样囊肿压迫近端甲皱襞后出现的甲板纵沟

诊断

影像学检查对指部的黏液囊肿没有诊断意义，但是可以发现非特异性的软组织密度变化，以及附近和骨关节改变一致的骨损害。MRI 也可以用来完成诊断。超声（圆形或椭圆形肿块，壁光滑，边界清楚）和 CT 扫描（界限清晰、密度增加的肿块）也对诊断有帮助。

治疗

无须治疗，除非患者有不适症状。

以下治疗方案可以用于控制黏液囊肿：

1. 反复穿刺。
2. 皮损内注射皮质激素。
3. 冷冻治疗。
4. 排空黏液后使用硬化剂（0.25% 的多聚癸醇）。
5. 外用类固醇胶带。

以上提到的治疗方式均无须局部麻醉。

需要局部麻醉的治疗方式包括：

6. 囊肿的光凝固治疗。
7. 手术切除。
8. 激光治疗。

治疗补充说明：

1. 使用 25 号无菌针头反复穿刺并挤压囊壁是一种简单的技术。据报道，治愈率达到 70%。对于复发病例，可以再次穿刺，有时有必要重复 2 ～ 5 次，甚至更多次，直至完全治愈。

2. 根据囊肿的内容物可以使用 21 号针头进行皮损内类固醇注射。使用的混合液包括 0.2ml 1% 利多卡因和 2ml 乙酸曲安西龙。该技术广受争议，由于复发率很高，很多临床医生已经不再采用。Rizzo 和 Beckenbaugh（2003）报道，联合使用以上提到的两种方法，治愈率达到 60%。

3. 使用液氮破坏黏液囊肿是一个有效的治疗选择。每次 30 秒，重复 2 次，或每次 20 秒，重复 3 次均可。据报道，前一种方案治愈率为 86%，但是有 20% 的可能会导致甲营养不良。第二种方案治愈率不超过 50%，但没有导致甲营养不良的报道。冷冻的边界需要至少超过囊肿 2mm。去除上面的囊或排空内容物可以降低冷冻治疗需要的强度。据报道，冷冻治疗的复发率为 10% ～ 15%。

4. 浓度为 0.5% 的十四烷基硫酸钠过于强烈。我们曾使用 0.25 乙氧硬化醇作为硬化剂，在 15 个黏液囊肿患者中治疗 1 次、2 次或 3 次（分别为 10 人、4 人和 1 人）。每次只需要注射几滴溶液。甲皱襞疼痛性坏死虽然少见，但仍可见，尤其是使用十四烷基硫酸钠时。

5. 氟氢缩松胶带曾用于 5 个患者，治疗 2 ～ 3 个月后获得很好的疗效。随访时间超过 2 ～ 3 年。

6. 光凝固曾用于 14 名患者，单次治疗的治愈率为 87%，副作用轻微（甲皱襞上有些凹痕）。

7. 单纯手术切除复发率很高。因此，要么制作"U"形皮瓣用于覆盖去除囊肿之后的缺损，并使该皮瓣二期愈合，要么使用亚甲蓝查找到囊肿和关节的通道后用可吸收缝线结扎，可以取得很好的疗效。

8. 在一个包含 10 人的小型研究中，应用二氧化碳激光破坏黏液囊肿取得了良好的疗效。在随访的 14 ~ 44 个月中没有囊肿复发。

对位于甲下的囊肿来说，手术去除也许是最好的选择。

谨记

1. 存在两种类型的黏液囊肿：浅表型，主要位于近端甲皱襞附近；深在型，位于指背侧，邻近远端指间关节。

2. 治疗的选择主要是减少患者的不适。

3. 指甲损害的治疗成功率相对较高。

4. 临床医生需要权衡每种治疗方式的利弊。

5. 临床医生需要时刻谨记：越积极的治疗导致越坏的结局！

扩展阅读

Armijo M. Mucoid cysts of the fingers. Differential diagnosis, ultrastructure, and surgical treatment. J Dermatol Surg Oncol 1981; 7: 317–22.

Audebert C. Treatment of mucoid cysts of fingers and toes by injection of sclerosant. Dermatol Clin 1989; 7: 179–81.

Baran R, Haneke E, Drape J-L, Zook EG. Tumours of the nail apparatus and adjacent tissues. In: Baran R, Dawber RP, eds. Diseases of the Nails and their Management, 3rd edn. Oxford, London: Blackwell Publishers, 2001: 596–601.

De Berker D, Lawrence C. Ganglion of the distal interphalangeal joint (myxoid cyst): therapy by identification and repair of the leak of joint fluid. Arch Dermatol 2001; 137: 607–10.

Hernández-Lugo AM, Domínguez-Cherit J, Vega-Memije ME. Digital mucoid cyst: the ganglion type. Int J Dermatol 1999; 38: 533–5.

Huerter CJ, Wheeland RG, Bailin PL, et al. Treatment of digital myxoid cysts with carbon dioxide laser vaporization. Dermatol Surg Oncol 1987; 13: 723–7.

Hur J, Kim YS, Yeo KY, et al. A case of herpetiform appearance of digital mucous cysts. Ann Dermatol 2010; 22: 194–5.

Kim JH, Park JH, Jee H, Oh SH. Successful treatment of recurrent digital mucoid cysts using a 1,444-nm neodymium-doped yttrium aluminum garnet laser. Dermatol Surg 2011; 37: 1528–30.

Lin YC, Wu YH, Scher RK. Nail changes and association of osteoarthritis in digital myxoid cyst. Dermatol Surg 2008; 34: 364–9.

Newmeyer WL, Kilgore ES Jr, Graham WP 3rd. Mucous cysts: the dorsal distal interphalangeal joint ganglion. Plast Reconstr Surg 1974; 53: 313–15.

Rizzo M, Beckenbaugh RD. Treatment of mucous cysts of the fingers: review of 134 cases with minimum 2-year follow-up evaluation. J Hand Surg Ann 2003; 28: 519–24.

Ronchese FR. Treatment of myxoid cyst with flurandrenolone tape. Med J 1970; 57: 154–5.

Sundaram DM. Surgical correction of mucous cysts of the nail unit. Dermatol Surg 2001; 27: 267–8.

Tosti A, Richert B, Pazzaglia M. Tumors of the nail apparatus. In: Scher RK, Daniel CR 3rd, eds. Nails: Diagnosis, Therapy, Surgery, 3rd edn. Philadelphia: Elsevier/Saunders, 2005: 198.

Zuber TJ. Office management of digital mucous cysts. Am Fam Physician 2001; 64: 1987–90.

25 | 甲化妆品与真正的甲假体

在甲上使用化妆品是为了使甲更美。

挥发性涂膜包括底层涂膜、表面涂膜和指甲油。不管是被称作指甲油、珐琅、漆还是抛光剂，这些产品在功能和使用目的上都是相同的，基本成分也十分接近。远隔部位如眼睑（图 25.1）、颊、颈等部位的皮炎比诸如甲板着色、甲角质颗粒和甲小皮损伤（清除剂和软化剂）之类的局部异常更常见。须去除致病指甲油，并且局部使用类固醇（面部需使用弱效激素）有效。

一些甲异常一般不用药物或手术治疗，而是用甲化妆品来解决，但使用的是特殊化妆品。

- 如何使用？使用涂膜类产品聚合和覆盖塑雕甲、光固化胶、预制人造甲，以及进行甲修复及包裹。
- 为何使用？因为有些甲异常如甲分裂、甲折断、脆甲、累及甲母质的外伤所致的营养不良性甲板、咬甲癖等，甲化妆品可以使其好转或修复。

对于甲分裂（分裂成数层），使用指甲刀（而非剪子）或细纹锉刀与甲母质呈 90° 进行修剪。

其中一些涂膜剂可以在甲板上保留很长时间，只需要每 2 ~ 3 周在甲板根部添补一次。其他类型的甲化妆品，例如预制的人工甲，保持的时间不应超过 2 天，并且需要正常甲留有足够大的面积使之能够与其黏合。

无光泽的丙烯酸甲不影响脉搏血氧饱和度测定的结果，因此在理论上，手术

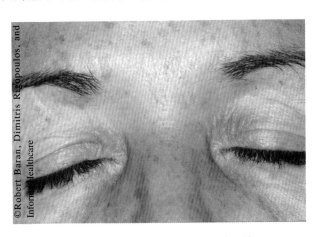

图 25.1　可能被甲化妆品影响的区域

前的患者无须去除这些人工甲。但是厚重繁复、难以去除的凝胶假指甲对脉搏血氧饱和度的检测而言是一个挑战。

　　此外，需要关注人工甲的细菌污染问题。金黄色葡萄球菌和假单胞菌可以在人工甲和甲套中定植，这是卫生保健工作者手部的一个危险因素。

聚合性涂膜

塑雕甲

　　雕刻常在沙龙中进行，但也有家庭使用的套装工具，其中包括：金属化纸模板（图 25.2），置于天然甲的表面作为新甲的框架；液态乙基、异丁基或甲基丙烯酸羟烷基酯单体，其中可含稳定剂（例如最常用的对苯二酚或甲基醚对苯二酚、丁基羟基甲苯、间苯二酚或丁香酚）和催化剂（如 N,N- 二甲基 -p- 甲苯胺），用以加速自由基的产生（与聚合物粉末成分中的过氧化物混合时）；增塑剂（如磷酸三甲酯或邻苯二甲酸酯磷酸）；溶剂、染料以及粉末化的聚甲基丙烯酸甲酯或聚甲基丙烯酸乙酯聚合物（或两种甲基丙烯酸的共聚物）和作为引发剂的过氧化苯甲酰。

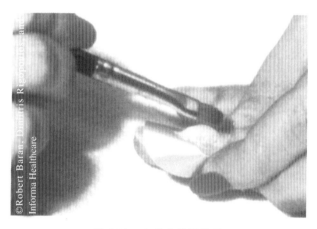

图 25.2　金属化的纸模具

　　首先将指甲彻底清洁，用皂液清洗、刷洗，并涂抹杀菌剂和抗真菌溶液。甲经常用以乙醚为基础的脱水剂进行干燥，有时先涂先行混合的甲基丙烯酸 / 溶剂。"底层涂料"的作用相当于双面胶，黏合甲板和丙烯酸塑料，为两个平面提供必要的黏附力。底层涂料包含一种被称为"黏附促进剂"的酸。甲基丙烯酸是一种促粘剂，同时还有其他很多非甲基丙烯酸的底层涂料。

光固化凝胶

　　凝胶系统产品是预混的，或者以丙烯酸为基质（占市场的 14%），或者以氰基丙烯酸酯为基质（占市场的 1% 或更少）。凝胶实际上没有气味，因而在提供全方位服务的美容沙龙中很流行。凝胶市场包括三种不同的技术体系。在所有的三种体系中，半液体状态的凝胶像涂指甲油一样涂在指甲上，然后用 UV 或可见光固化（图 25.3 和图 25.4），亦可用小刷涂抹、滴管滴或喷涂催化剂使其固化。松香与单体的比例决定了凝胶的坚固性。当凝胶暴露在适当波长的光下时发生聚合，使凝胶硬化。UV 凝胶从不使用催化剂，也通常不使用底层涂料。

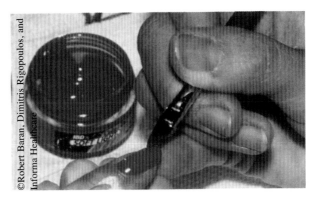

图 25.3　涂布 UV 光固化凝胶

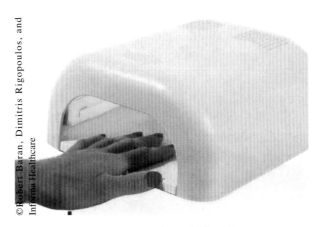

图 25.4　凝胶在 UV 箱中固化

去除凝胶

由于大部分的增强剂可能包含未固化的寡聚体，所以通常凝胶每 3 ～ 4 个月必须去除。

去除 UV 凝胶的最佳办法是让其随指甲长出，或者对发生过敏反应的患者使用粗砂纸将其磨去。丙酮对 UV 凝胶没有作用。这是凝胶推行者极力掩盖的一种重要缺点，也是其对指甲并非无害的主要原因。

预制人造甲

塑料的预制人造甲是粘在指甲上的（图 25.5）。人造甲按照不同的形状、大小分装，以适应正常甲板的轮廓。人造甲可以作为全甲或仅在甲尖端使用，用套装中的特殊黏合剂固定。预制的金板甲和塑料甲的用法相同。预制人造甲需要有一些正常甲来贴附固定，从而限制了预制人造甲的使用。有些生产商建议人造甲每次不应持续贴附超过 1 ～ 2 天。人造甲最常用的是人造指甲尖。由于美甲师认为甲雕刻太耗费时间，所以他们使用丙烯酸指甲尖和覆盖物。

在采用氰基丙烯酸酯速干胶之前，日常生活中甲所遭受的损伤会使预制塑料甲逐渐松动。保留 3 ～ 4 天的预制甲有时会导致机械性甲分离和甲表面损伤。有些病例中，过敏反应与甲醛甲固化剂导致的皮炎难以区分。异位过敏性或刺激性接触性皮炎可以累及面部、眼睑和躯干大部，在去除诱因后症状消失。

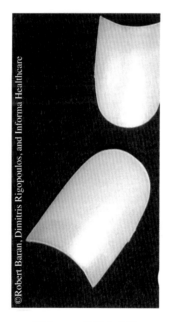

图 25.5　预制人造甲

甲修补和包裹

甲修补的目的是为部分破碎的甲板或有全长纵行裂隙的甲板制作一个夹板。首先使用氰基丙烯酸酯胶黏合裂隙，然后在指甲上涂布纤维性透明指甲油。剪取一块包被用的织物，使其形状与指甲表面契合。然后用高固体含量的指甲油包裹，并涂数层涂膜。

对于甲包裹来说，甲游离缘应留足够的长度来用纸、丝绸、亚麻、塑料膜或玻璃纤维夹住，并用氰基丙烯酸酯胶固定。氰基丙烯酸酯激活剂的作用类似催化剂，使包裹黏合剂硬化。

在做甲包裹时接触含氰基丙烯酸乙酯的胶可以导致过敏，表现为甲周湿疹，可伴眼睑皮炎以及钱币状皮炎的特征，尤其在手背部。

氰基丙烯酸酯催化剂中最重要的成分是 N,N- 二甲基 -p- 甲苯胺（DMPT）。如果摄入该物质，将导致高铁血红蛋白血症及随后出现的发绀。DMPT 一般为 0.5% 的制剂，还有大约 0.001% 的对苯二酚。除了一种催化剂外，其他所有的催化剂中都有此成分。凝胶中的乙酸乙酯和三氯乙烷并不能促进固化，而仅仅是溶剂。丝质包被物非常轻薄。亚麻较厚，其强度更高，但会抑制氰基丙烯酸酯渗透到甲板，从而使黏附性降低。玻璃纤维包被物兼具丝和亚麻的优点。

甲假体

对于外伤、手术或先天性异常导致的永久性甲缺失，顶针形的指套可以给患者带来审美和功能上的舒适感（图 25.6A，B）。

对于从甲畸形到末端指节完全缺失的各种情况，顶针形的硅橡胶指套都是适用的。假体能够轻松地戴在指残端上，完全包围远端指节；假体必须制作精良、柔韧，从而确保指腹的敏感性，并且要与手指有相同的纹路和色泽。假体附着牢固，假甲具有逼真的甲的色泽。这些称为 Pillet 手假体（Pillet Hand Prostheses Ltd.，美国纽约）的设备在有些国家可以购买到（美国、法国）。远端指节指腹组织缺失时，"Submini" 指假体（American Hand Prosthetics，美国纽约）也可解决这个问题。

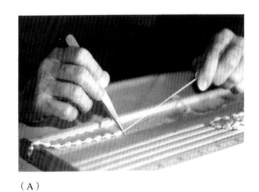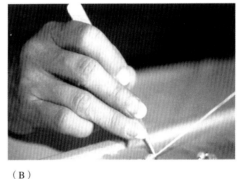

（A）   （B）

图 25.6　（A）创伤导致的第三指远端异常。（B）同一患者使用的顶针形指固定假体。来源：
Courtesy of Dr J. Pillet

> **谨记**
> 1. 塑雕甲易被丙酮去除。
> 2. 光固化凝胶需要磨光，新型的抛光凝胶除外。

扩展阅读

Baran R, Schoon D. Cosmetology for normal nails.In: Baran R, Maibach H, eds. Textbook of Cosmetic Derma-
  tology. London: Informa, 2010.
Beasley RW, de Bez G. Prosthetic substitution for fingernails. Hand Clin 1990; 6: 105–12.
Pillet J, Didier-Jean A. Ungual prostheses. J Dermatol Treat 2000; 12: 41–6.
Schoon D, Baran R. Cosmetics for abnormal and pathological nails. In: Baran R, Maibach H, eds. Textbook of
  Cosmetic Dermatology. London: Informa, 2010.

26 ┃ 甲保健品

甲的生长由细胞 - 细胞、细胞 - 基质、细胞 - 组织的各种相互作用和信号因子控制，其中很多机制尚未阐明。甲的生长也同样依赖于年龄、血液供应、运动强度、惯用手的优势、各种疾病和药物、遗传因素、温度、海拔等因素。

市场上可买到很多制剂，成分包括各种维生素、含硫氨基酸或蛋白质、激素、钙、铁、锌、硒和一些其他"必需"元素，以及矿物质、药用酵母、蛋壳粉，甚至有机食物。由于有些患者自称在使用几天至几周后出现神奇的好转，而其他多数患者并没有任何效果，所以这些制剂的作用似乎主要是精神和心理上的。

> **谨记**
>
> 虽然有些明显的营养缺乏状态可以导致指甲变脆、碎裂或软化，但是没有证据证明其他方面都健康的人盲目地补充这些物质能改善指甲状态。

生物素，也称维生素 H，常被称作甲和毛发的维生素。它是羧化过程中多种重要的酶的一部分。

生物素显著缺乏与甲质地不好有关。有证据证明生物素可以改善马蹄的质地，一些在男性中进行的研究也表明它对脆甲有改善作用。生物素还被认为可以加速甲的生长。然而，生物素很大程度上由肠道细菌合成，每日所需的实际摄入量并不明确。

治疗剂量是每天 2.5 ~ 10mg。然而，我们自己的治疗经验是相当令人失望的。

严重的维生素 A 缺乏和蛋壳甲有关。但是，过量的维生素 A 对甲有相当大的破坏作用，其程度与合成维 A 酸的作用相似。因此，甲的营养制剂不应该含有大剂量维生素 A。

月见草油（两粒，每天 3 次）联合吡哆醇 25 ~ 30mg/d、维生素 C 2 ~ 3g/d 的方案推荐用于治疗脆甲。所有这些维生素对甲质量的作用都缺乏科学证据。

有一种商品名为"Pantovigar®"的制剂声称可以改善毛发的生长和甲的质地，含硝酸硫胺 60mg、维生素 D 泛酸钙 60mg、药用酵母 100mg、L- 胱氨酸 20mg、角蛋白 20mg、p- 氨基苯甲酸 20mg。这些物质中的任何一种，甚至胱氨酸和角蛋白，都没有证据证明其对甲的生长和质地有好处。然而，一个双盲研究报道壳聚糖能加速甲的生长。

维生素 E 是一种应用广泛的抗氧化剂。没有科学文献证明其对正常甲或脆甲有益。但是对于黄甲综合征，如果维生素 E 有效果（并非一定有效），即使没有甲真菌病，联合使用氟康唑 300mg 每周一次也可以获得非常满意的效果。

由于毛发和甲是富含硫的结构，补充氨基酸、富硫蛋白质以及明胶据称能对甲的生长和质地有益。然而，甲的生化组成由基因调控，普遍与营养因素无关。

虽然硫不能促进甲生长,但胱氨酸显示对甲下皮细胞的生长有帮助。据称,胱氨酸还可结合于生长中的毛发和甲。然而,这一点从未在人类身上得到过证实。

另外,也没有证据证明其他蛋白质对甲的质地和外观有益处。

由于甲中含钙甚少,所以钙与甲的硬度显然没有关系。

甲中的铁含量反映了人体的铁含量。人们很早就发现铁缺乏会导致脆甲、纵嵴及反甲。即使没有明显的铁缺乏,长期补充铁也能使脆甲得到改善。

锌缺乏除了导致甲周水疱和慢性甲沟炎外,还会导致软甲、易碎甲、纵嵴、条纹以及甲颜色变灰。即使没有明确的锌缺乏,据说长期采用锌剂治疗也能够改善脆甲(图 26.1)。

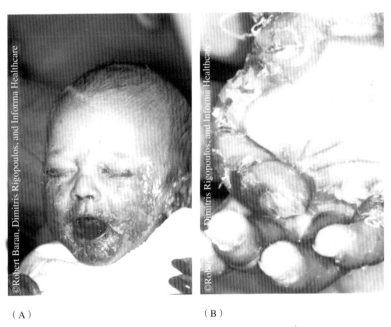

（A） （B）

图 26.1 （A）肠病性肢端皮炎伴面部受累 。（B）受累的手指

在硒缺乏时,补充硒可以使甲的强度增加。但是 2008 年,美国 FDA 警告消费者不要摄入某些营养补充品——“全人体配方”(Total Body Formula)和“全精彩配方”(Totol Mega Formula),因为其中硒的含量超过标签所标 200μg 的 200 余倍。

硒中毒会导致甲横纹、甲脱失、指端水肿以及脓性渗出。还可看到指甲灰白色横向条带,或甲远端变厚和变黄。

没有证据证明其他必需或微量元素对甲的生长或质地有重要作用。

虽然氟化物对牙齿的釉质硬度至关重要,但其对软甲和脆甲的作用尚未知晓。

硅是某些藻类合成蛋白质所必需的,但是与人类甲的关系尚属未知。硅酸是一种不稳定的复合物,可快速聚合为大分子硅酸盐。人们发现硅酸能改善脆甲。

市场上有一种含硫氰酸盐的制剂可用于改善脱发和甲质地。对其可能的作用机制尚无了解。

营养

明显的营养不良不利于甲的生长。在严重病例和深色人种中，可以发现纵行色素沉着带。恶病质和暴食症会导致软甲和脆甲，患者常常出现甲开裂，而严重的甲营养不良见于恶性营养不良症。

护甲油

有许多所谓的护甲油，含有霍霍巴油、没药醇、泛酰醇、维生素和氨基酸。有些护甲油有助于保湿。总的来说，油、乳膏和软膏可以使甲更有弹性，从而防止甲开裂。

大豆对甲健康的潜在益处

一项针对绝经后妇女的研究表明，连续使用大豆蛋白 6 个月可以使指甲的健康状况得到改善。

此外，饮食补充大豆蛋白和牛奶蛋白对指甲的健康都有帮助，并且补充大豆蛋白时指甲状况改善较早。

谨记

1.虽然有一些关于某些物质能改善指甲状态的个案报道，但是在临床实践中，不管对毛发还是甲的问题，结果始终令人失望。

2.已经进行了双盲研究。

扩展阅读

Baran R, Thomas L. Combination of fluconazole and alpha-tocopherol in the treatment of yellow nail syndrome. J Drugs Dermatol 2009; 8: 276–8.

Baran R, Sparavigna A, Mailland F, Setaro M, Frisenda L. Hydroxypropyl-Chitosan accelerates nail growth both in healthy fingernails and in mycotic toenails. Poster Abstract 6728 – Medical.

Barel A, Calomma M, Timchenko A, et al. Effect of oral intake of choline-stabilized orthosilicic acid on skin, nails and hair in women with photodamaged skin. Arch Dermatol Res 2005; 297: 147–53.

Blair RM, Tabor A. Potential benefits of soy for skin, hair and nails. In: Krutmann J, Humbert P, eds. Nutrition for Healthy Skin. Chap 10. Berlin: Springer Verlag, 2011: 109–17.

Campbell AJ, McEwan GC. Treatment of brittle nails and dry eyes. Br J Dermatol 1981; 105: 113.

Haneke E, Baran R. Micronutrients for hair and nails. Chap 14. In: Krutmann J, Humbert P, eds. Nutrition for Healthy Skin. London: Springer, 2011: 149–63.

Haneke E. Onychocosmeceuticals. J Cosmet Dermatol 2006; 5: 95–100.

Lopez RE, Knable AL Jr, Burruss JB. Ingestion of a dietary supplement resulting in selenium toxicity. J Am Acad Dermatol 2010; 63: 168–9.

Scheinfeld N, Dahdah MJ, Scher R. Vitamins and minerals: their role in nail health and disease. J Drugs Dermatol 2007; 6: 782–7.

27 ▎甲外科

　　对于治疗感染、减轻疼痛、去除局部肿瘤、确保获得性或遗传性和（或）先天性畸形的最佳美容效果来说，当必须进行活检时，甲外科是必不可少的。

　　对于任何甲外科手术，术前同意和照相是必需的。

　　当处理纵行黑甲病例时，在麻醉和甲撕脱前标记条带是有好处的，尤其是颜色浅淡或者界限不清时。用皮肤镜观察甲板游离缘有助于对甲母质的病变区域进行定位。如果确定色素位于甲板腹侧，则条带的起点位于远端甲母质，在此处进行的外科操作不易导致永久性营养不良。如果色素位于甲板背侧，则条带的起点位于近端甲母质，此处的手术后遗症发生率较高，包括甲板分裂。

　　为了缩小损伤范围，将受累甲板和甲下组织的附着完全分离来进行部分甲板撕脱，常常可以完全暴露手术野。此外，部分撕脱的甲板可以重新放回其解剖部位，起到保护、生物覆盖和防止术后远端甲壁形成的作用。

　　对于色素位于甲板中间并定位于远端甲母质的损害，活门式类甲撕脱可充分暴露甲母质远端和中部。

　　为了获得近端甲母质，翻转近端甲皱襞（PNF）后卷曲一侧甲板或者撕脱甲板的近端部分更恰当。任何情况下撕脱的甲板都应该放回到其解剖部位。

甲撕脱

　　在远端技术中（图 27.1.1—4），将 Freer 鼻中隔剥离器或牙科调拌刀先插到

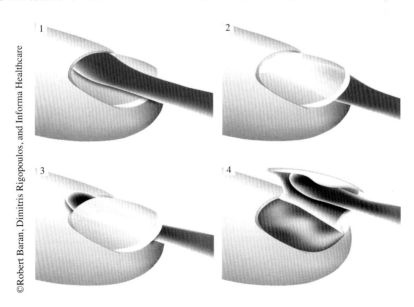

图 27.1　甲沿自远而近的方向撕脱

PNF下，使 PNF 和甲板背侧的近端部分分离。第二步是将剥离器在甲板游离缘下塞入，使甲板与甲下皮近端和甲床分离。器械来回运动使甲板游离，需特别注意后侧角。最后，用坚固的止血钳夹住甲板侧部并通过扭转运动撕脱甲板。

采用近端甲撕脱术时（图 27.2），和远端技术一样，都是先将 PNF 与甲板分离。然后，将甲板分离器小心地插进甲板近侧缘下方。甲板的后侧角坚固地附着在附近的甲侧沟内，在掀起甲板基底前要先游离甲板后侧角。然后 Freer 分离器凹面向上，插入甲板下并沿甲板和甲床间隙推向甲下皮。

并发症

- 在甲的无效腔内可能会出现积血。可以在甲撕脱后通过挤压这个区域而避免发生。
- 前端甲壁逐渐形成，使新形成的甲板远端被包裹。

部分甲板撕脱

应尽量采用部分甲板撕脱（图 27.3）而避免全甲板撕脱。有两种器械是非常有用的：英式铁砧型指甲钳和双向骨剪。

- 远端切断：例如甲真菌病中切断甲的 1/3 ~ 1/2。
- 甲板全长侧部切断。
- 甲半月区的近端切断，实际上这个区域与甲下组织没有粘连。该技术在急性甲沟炎和近端白色甲下甲真菌病伴甲沟炎的治疗中非常有用。
- 部分近端甲板撕脱可以完全暴露甲母质，在外翻 PNF 后可以进行甲母质削切活检。用钳子剪开甲板后保护两侧甲板，将止血钳沿切口插入。然后向两侧抬起，反折甲板的近端部分。

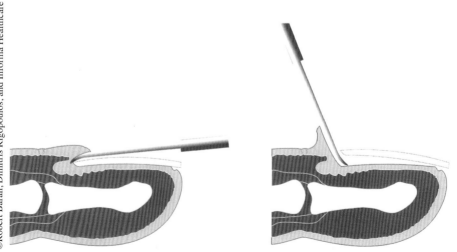

图 27.2　甲沿自近而远的方向撕脱

活门式类甲撕脱

在甲外科中，这项技术使暴露甲床和甲母质的损伤最小化（图27.4）。活门式甲板撕脱分离除甲板背侧和PNF腹侧之间外的所有甲周附着。与单独翻转PNF一样做斜行切口，将甲板和PNF一起像活门一样翻转。这个方法有利于暴露远端甲母质、甲床和甲下皮。

与活门式或全甲撕脱相比，对于那些需要广泛暴露一侧甲器官的手术来说，卷曲一侧甲板可以完全暴露近端甲母质、甲沟和甲上皮。首先处理PNF，然后用牙科调拌刀分离甲器官的一侧。用止血钳夹住松解了的一侧甲板并由甲沟向外翻转。

甲母切除术在第30章详细讨论。

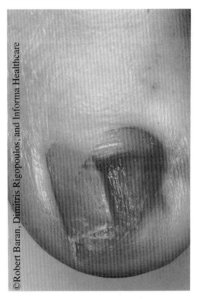

图27.3　部分甲板撕脱

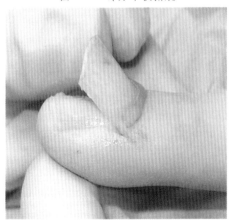

图27.4　活门式类甲撕脱。来源：Courtesy of Dr N. Jellinek

嵌甲

青少年和成人嵌甲

嵌甲是一种主要发生于跗趾的疾病。这是由于甲板压迫进入远端甲侧襞的真皮组织而导致的。不考虑其初始病因，这种疼痛性疾病最终会出现甲床相对于甲板过窄，逻辑上正确的处理是矫正这种差异。

有多种发病诱因：瘦尖鞋、高跟鞋、不合脚的鞋、趾甲没有修剪整齐并将边缘磨圆、在脚趾处勒紧的袜子、糖尿病、外周血管供血不足、多汗和药物（β受体阻滞剂）。

皮下或少年嵌甲（图27.5）是10～30岁间最常见的类型。甲通常在中间嵌入，但经常两侧受累。为了缓解疼痛，患者可能会试图剪掉水肿发炎的软组织下方的致病部分。残留的部分可能会形成甲刺穿入甲侧沟的上皮，导致继发感染和过度增生的肉芽组织。

因此，保守治疗的复发率很高。

用一小束覆盖了火棉胶的脱脂棉将致病甲边缘从附近的软组织中分离出来，可以立即缓解疼痛。可以洗澡，每天用聚维酮碘皂或高锰酸钾（1/10 000溶液）温水泡脚。实际上去除作为异物的侧甲刺是至关重要的。局麻下，将沟形夹用成型丙烯酸固定。将长1～2cm、直径2～3mm的静脉滴注乙烯管从头到尾斜行剖开以便顺利插入。然而也需要甲板足够大，形状适于承受沟形夹。

对于娇气的患者，贴胶布可能是明智的（图27.6）。这是一种简单而有效的方法。将胶带贴在侧壁上，用示指指尖轻轻固定，可以将甲壁从甲缘向外推。胶带向近端跗部斜行绕趾牵拉，从而把甲沟皮肤与甲边缘分离。这种方法可以很容易地由患者自行每日重复，并能迅速缓解疼痛。此外，贴胶布必须持续到甲正常长出后。贴胶布和填塞可以联合使用，以增强其效果。

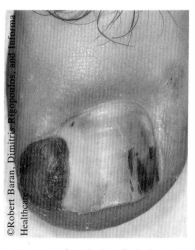

图27.5　皮下内生甲伴肉芽组织

如果没有进行适当的治疗，可能在一段时间后累及甲沟全长，发生肉芽组织过度增生。甲沟逐渐充满"疤"并延伸到甲板下，而且甲沟中可能有脓流出。应用系统性抗生素，以及 50% 三氯乙酸每 2 周一次涂抹肉芽组织，有助于肉芽组织的治疗。

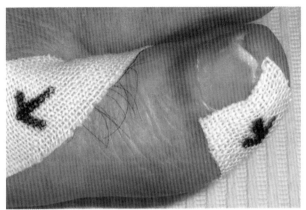

图 27.6　胶带固定甲。来源：Courtesy of Dr H. Arai

用甲分离器将一侧甲板的 1/5 与 PNF 和甲下组织分离。然后用英式甲钳或指甲剪纵行剪开，并用坚固的止血钳拔出。

作为手术治疗的一个更好的替代是用新鲜配制的苯酚溶液（88% 溶液）烧灼甲母质侧角。最重要的是，这需要一个无血的区域，因为血液会使苯酚失活。因此用止血带实现止血的目的，并用无菌纱布将 PNF 下空间内的血液仔细擦净。周围的皮肤用凡士林凝胶保护。用棉签或者裹了棉花头的止血钳将苯酚在甲母质上皮上摩擦 90 秒，更换 3 次。一个非常好的替代品是，用一小缕脱脂棉包裹在蚊式钳末端，这样才能使其适合下面的空间。

术后疼痛程度极轻，因为苯酚有局部麻醉的作用，并且是一种杀菌剂。甲母质上皮脱落，渗出通常持续 2 ~ 6 周。然而，在苯酚化学甲母质切除术后使用 20% 的氯化铁可以显著减少手术部位的渗出。每天用聚维酮碘皂温水泡脚能够加速愈合。

一些专家宣称，氢氧化钠是一种安全而有效的、可以用来进行部分化学甲母质切除术的化学试剂。通过在甲母质侧角涂抹 10% 氢氧化钠溶液而进行化学破坏，用无菌棉签，或者用小止血钳更好，摩擦 1 分钟。将其浸入氢氧化钠溶液中，多余的液体轻柔地抹掉。烧掉肉芽组织后，将化学试剂在没有血的甲床上用力摩擦 1 分钟，然后在甲母质侧角上做相同操作。

在松开止血带前，治疗区域用 10% 的乙酸中和。

术后与引流相关的长时间疼痛是主要的缺点。

用液态单体混合粉状聚合物制成的成型丙烯酸树脂已经获得了良好的效果。丙烯酸树脂可以通过聚合作用迅速成型，用作假指（趾）甲，也可以作为沟形夹的固定。必需品包括"底层涂料"（含丙烯酸）刷、甲平板（即底片）、中粗甲锉和冲压塑料刀。

除了苯酚和氢氧化钠，100% 三氯乙酸外涂 1 分钟也用来进行部分甲母质切除术。伤口几乎总是在 2 周内愈合，没有长期渗出。疼痛轻微而短暂。

【趾甲远端包裹】

甲板脱落会使远端甲下组织的生理性对抗力消失，这可能是造成这些组织隆起的原因。甲板脱落可以是外科撕脱而成的，或是网球趾等导致的自发性脱落。新形成的甲板与形成的远端甲壁相连（图 27.7）。

在早期阶段，甲内生部位出现红斑和水肿，并且伴压痛，需要一些其他的保守治疗方式。

如果不止一个甲受累，并且经久不愈，则保守治疗可以以贴胶带开始，这是一种非常有效但冗长乏味的方法。

将塑料预制人工甲置于整个甲床上，并且根据需要用微孔膜固定。

另一个选择是将人工雕刻甲作为假体置于远端的甲板缺失处。如果凸起不明显，这种方法非常有用。对于治疗失败的病例，手术是合理的选择。对足进行常规的无菌准备和铺巾。环绕远端趾骨进行新月楔形切除。楔形最宽处应为4mm，并应从骨上切开。缺损用 5-0 单股缝线闭合，12~14 天后拆线。

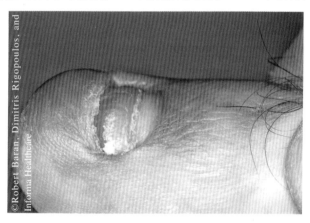

图 27.7　趾甲远端包裹

【钳形、Ω 形和喇叭形甲】

钳形甲是以甲板横向过曲为特点的营养不良，横向的弯曲沿甲板长轴而加强，并在远端部分达到最大程度，形成喇叭形甲。甲板边缘挤压甲床组织并扎进甲侧沟（图 27.8）。

甲板过度弯曲可以仅累及蹈趾或累及所有脚趾。这种病症可以非常疼痛，患者甚至不能承受床单的覆盖。

将不锈钢丝矫正器安装在甲板上（图 27.9）。在为期 6 个月的时间里，根据逐渐减小的曲度而不断进行调整，从而实现钳形甲的无痛矫正。有时市场上可以买到塑料矫正器。

实际上在许多病例中正甲治疗需要持续很多年。

首先将甲板用砂轮磨平，然后用柔韧的矫正器横向卡住甲板对抗其过度屈曲。在几个月中，甲可能会变正常。然而复发很常见，因为潜在的骨异常并未解决。因此，用苯酚永久性去除甲母质侧角被认为是最简单、疼痛最少、最有效的治疗方式，这种治疗可以使变窄的甲板永久性变平。如果这种畸形明显，并且远端甲

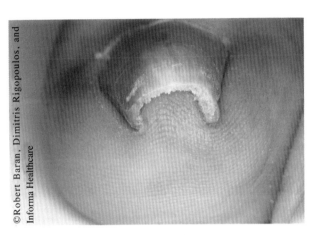

图 27.8　钳形甲

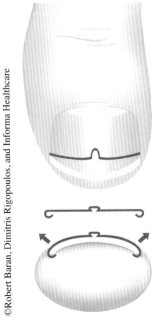

图 27.9　矫正器技术

板中部下方的组织疼痛，有时可以将挤压的甲床两侧展开，并切除远端趾背侧骨疣作为这种治疗的补充。

【甲侧襞肥大】

甲侧襞肥大（hypertrophy of the lateral nail fold，HLNF）通常伴有长期不愈的嵌甲。炎症发生在肥大组织下方深层（图 27.10）。

如果 HLNF 明显，用 30 号刀片的尖沿着趾甲在甲侧襞下方插入。然后与水平呈 60°角刺穿甲壁，这样刀尖在离甲皱襞 5 ~ 7mm 的地方露出。刀片沿直线向远端移动。

形成的纵向楔形的底是甲皱襞的远端部分，去除楔形组织，然后将因此而形成的皮瓣向下缝到趾尖的一侧。足趾用凡士林纱布覆盖并牢固包扎，患肢抬高12 小时。一周后拆线。

一些专家可能更倾向于另一种技术。

由于炎症的程度可能从亚临床到极严重，故将嵌入甲侧襞的大约 1/5 甲去除，之后用苯酚腐蚀甲母质侧角。然后从甲壁的远端侧面自骨水平切除椭圆形组织，这样可以将甲侧襞自甲侧缘拉开。

也有另一个推荐使用的替代治疗，就是用 10% 氢氧化钠或 100% 三氯乙酸烧灼甲母质。

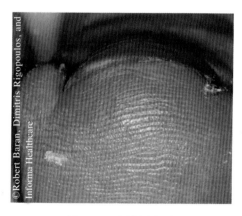

图 27.10　甲侧襞肥大

【逆生性甲】

逆生性甲指的是近端再生的甲被 PNF 包裹，向后进入 PNF（图 27.11）。如果诊断有疑问，则超声检查会有所帮助，尤其是多个甲受累伴有甲沟炎的病例。甲板自近端向远端撕脱并辅助使用消毒剂治疗有效。

幼年趾甲内生

观察到两个发病高峰：0 ~ 3 岁和 9 ~ 13 岁。男性和女性婴幼儿发生趾甲内生的比例大于 2：1。

6岁前幼儿主要有5种趾甲内生：①先天性踇趾缘肥厚；②正常方向的甲远端包裹；③远端外侧甲包裹；④先天性踇趾甲偏斜；⑤先天性钳形甲。

【先天性踇趾缘肥厚】

出生时出现甲侧襞肥厚，一般为双侧对称性的，最常累及踇趾的内侧甲皱襞。表现为坚实的红色疼痛性肿胀。皮损逐渐增大，有时覆盖甲板的1/3（图27.12）。这种状况有时伴有疼痛，并在开始走路后加重。通常在 1～2 年内自行消退。

【正常方向的甲远端包裹】

这种状况应该和早产儿及一些足月儿的甲内生表现相鉴别，即甲板比远端趾腹短（图27.13）。

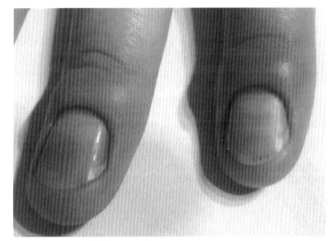

图 27.11　逆生性甲。来源：Courtesy of Dr X. Wortsman

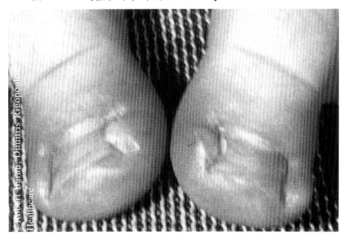

图 27.12　先天性踇趾缘肥厚

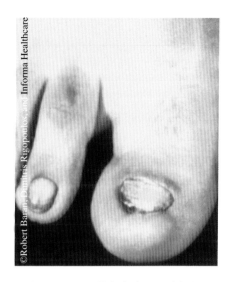

图 27.13　正常方向的甲远端包裹

　　婴儿型趾甲内生表现为甲远端边缘有一圈组织,以及甲侧襞一定程度的增生。
踇趾末端皮肤凸起的嵴形成一个甲前壁,甲板容易长入,从而阻碍甲游离缘正常
生长。远端软组织先天性肥大所形成的畸形有时可由后天因素加重,例如婴儿期
俯卧睡觉的习惯。当婴儿开始主动踢蹬的时候,在紧身衣(可拉伸材料制成的连
体衣)或小鞋的作用下,趾甲开始发生变化。如果踇趾正常定向,则虽然有远端
组织在前面形成阻碍,大多数病例也将在 6 月龄前恢复正常生长。

　　【远端外侧甲包裹】
　　修剪不仔细可能会残留刺状甲,继而随着甲向前生长而刺入甲侧襞。
　　如果有肉芽组织过度生长,则应该培养感染的细菌,并进行抗菌药物敏感性
测定。强效激素软膏(早晨)和剃须膏(晚上)交替封包有治疗作用(Blenderm®
胶带;3M, St. Paul, Minnesota, USA)。
　　伴发的甲沟炎必须保守治疗。抗生素(Hibitane®)和剃须膏涂抹并覆以不粘
连纱布如 Telfa DermaPlast (Hartmann),一日 2 次进行局部治疗。
　　对于那些少见的 10 ~ 12 月龄仍不能获得永久性缓解的病例,在 X 线检查
排除甲下外生性骨疣后,需要进行圆形或半圆形软组织切除。

　　【先天性踇趾甲偏斜】
　　"先天性踇趾甲偏斜"是一种遗传性疾病,该术语强调了这一疾病的主要特
征,即甲板侧向偏斜(图 27.14A, B)。
　　甲板有横嵴是最早出现的体征之一,可以是单个的,但累及多个更常见,并
可以发展到整个甲板表面。当出现很多横嵴时,形成规律的波纹。这些横嵴似乎
是甲母质反复受到伤害的结果,有时导致潜在的无甲症或大部分甲脱落;新甲在

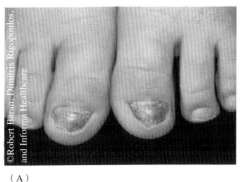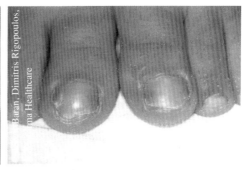

（A）   （B）

图 27.14   （A）先天性蹬趾甲偏斜。（B）治疗后（同一患者）

旧的甲板脱落前就已经长起来了。

甲板可以变厚，伴远端部分逐渐变尖。有时伴有甲分离，甲可呈灰色、棕色（由于出血）或绿色（由于感染铜绿假单胞菌）。这些并发症的意义不大，其可以发生在婴儿中，如趾甲内生，甚至是先天性的，也可以发生在老年人中（半甲弯曲）。

最重要的并发症是趾甲内生伴远端外侧甲沟区域疼痛性炎症。在这个阶段，检查可发现蹬趾的甲是短的，在末端挤压皮肤形成一圈唇样凸起，适合"贴胶带"治疗。于是原发性甲偏斜成为导致"甲包裹"的主要因素。因为这些患者中甲生长的主要方向发生侧偏，从而没有足够向前的推力以使甲板覆盖其前方蓄积起来的组织，即使在有生理性反甲时也一样。在这个阶段，一个简单的外科手术可以成功地重排整个甲器官。对于此阶段的偏位，在 2 岁前进行手术矫正的效果最好，但是即使在成年期矫正，也可以获得好的效果。仔细检查受累甲的后外侧角，有些可能会发现一个隆突，推测其成因是远端指间关节侧韧带增厚的伸指肌腱扩张部对甲板的牵拉，可通过 MRI 显示。

鉴于只有小于 50% 的患者在 10 岁前发生自发性缓解甚至完全消退，所以必须在对偏斜及其相关改变的程度进行准确评估的基础上采取措施，因为不可能预知其是否可能自行复位。

1. 如果甲偏斜轻微并且没有并发症，则甲随着其自身变硬而可能克服其原先远端存在的轻度包裹，有足够正常的甲可以长到趾尖来防止更多的继发性外伤改变。所以，应保守治疗。

2. 如果偏斜明显，甲埋在软组织内，则患者在以后的儿童期或成人生活中可能行动不便。虽然有些病例可能有满意的发展，但对方向错误的甲母质进行手术旋转，并通常联合单纯切开侧韧带的伸指肌腱扩张部，是防止发生永久性甲营养不良所必不可少的。

谨记

1. 嵌甲定义：相对于很宽的甲板来说，甲床过于狭窄。

2. 可以从远端或近端进行甲撕脱。

3. 早期阶段必须保守治疗，但是要有高度的依从性。

4. 化学腐蚀或手术切除甲母质的外侧角使甲永久性缩窄可彻底治愈。

5. 病情轻微时，甲矫正器技术通过持续保持对甲板的拉力而矫正甲板内屈变形。

6. 如果患者依从性好，或者因恐惧手术而更乐于接受长时间的治疗，则应该以贴胶带的保守治疗开始，不需要局部麻醉。

7. 婴儿内生甲可能是先天性的（在宫内的位置、遗传因素、跗趾发育中的正常变异等），或是由后天因素（俯卧姿势、紧身衣、不合脚的鞋和不当的甲护理）导致的。

扩展阅读

Arai H, Arai T, Haneke E. Simple and effective conservative treatment for ingrowing nails (Acrylic affixed gutter splint, sculptured nail and anchor taping methods). Rinsho Derma (Tokyo) 2010; 52: 1604–13.

Baran R. Significance and management of congenital malalignment of the big toenail. Cutis 1996; 58: 181–4.

Kim SH, Ko HC, Oh CK, Kwon KS, Kim MB. Trichloracetic acid matricectomie in the treatment of ingrowing toenails. Dermatol Surg 2009; 35: 973–9.

Krull E, Zook E, Baran R, Haneke E. Nail Surgery. Text and Atlas. Philadelphia: Lippincott, 2000.

Tweddie JH, Ranger I. A simple procedure with nail preservation for ingrowing toenails. Arch Emerg Med 1985; 2: 149–54.

28 | 甲手术的并发症

对于任何类型的甲手术，诊断性的或治疗性的，都需要考虑到功能和美观两方面的问题。全面掌握甲的解剖学和病理学知识是实施甲手术的前提。

甲手术通常在局部麻醉下进行。幼儿和老年人不用肾上腺素（动脉损伤）。

以下是甲手术实施过程中的非特异性并发症：

- 疼痛
- 血管异常
- 感染性并发症
- 其他

特异性并发症

有些并发症可以发生于任何类型的甲手术中（表 28.1）。

疼痛

术前、围术期、术后的疼痛可由特定药物控制。

在手术前一天晚上服用羟嗪或任何等效药物对缓解疼痛有所帮助。术前 1 小时舌下含服苯二氮草类药物同样有效。Emla 乳膏封包可以预防针刺入皮肤导致的疼痛，但是对注射麻醉药物导致的烧灼感无效。

使用温热的利多卡因据称可以减少因其注射产生的烧灼感。为达到同样的目的，有人主张将 7.5% 的碳酸氢钠和利多卡因注射液以 1：9 混合后使用。

最经典的麻醉技术是近端指神经阻滞。用 30 号的针头缓慢注射不含肾上腺素的 2% 利多卡因溶液。注射后通常需要等待 10 ~ 20 分钟，并在进行手术前检查麻醉是否成功。最后追加布比卡因是明智的选择，这样可以使疼痛推迟 7 小时出现。罗哌卡因是一种更好的无痛选择，其心脏和神经系统毒性减小，并能长时间止痛。

焦虑的患者可能出现迷走神经反应，术前食用含糖类的食物可以预防低血糖从而减少由其促发的迷走神经反应。

术中和患者谈话以增强其信心。

手悬吊或保持卧位并抬高下肢可以部分缓解术后疼痛。疼痛是短期的，在 6 周后不会有患者仍需要服止痛药。最严重的表现是感觉障碍导致的感觉迟钝（47% 的患者出现），其中 11% 的患者声称无改善。术前讨论时必须向患者交待手指感觉迟钝的重要意义。

表 28.1　一些甲手术类型和可能的并发症

手术类型	可能的并发症
远端甲母质活检（横向，涉及甲半月弧）	甲板变薄
近端甲母质活检（横向）	环钻直径大于 3mm——甲板开裂
甲床活检（纵向）	环钻直径大于 4mm——甲分离
侧面 - 纵向活检	甲板变窄
	甲侧偏
	甲母质侧角如残留，则出现甲刺
全甲撕脱	甲板增厚
	甲过度弯曲
	甲前部包裹
部分甲母质切除术（手术刀）	甲刺
部分甲母质切除术（苯酚）	甲板过窄
	甲刺
	甲分离
	甲缺失
	甲周皮肤灼伤
	骨膜炎
	复发
涉及近端甲皱襞的手术	伸肌腱损伤
	远端指间关节炎
	关节痛
	翼状胬肉
	营养不良
	肥厚性瘢痕
鱼口样切口	坏死
二氧化碳激光治疗甲周疣	营养不良
	甲板侧向偏斜
冷冻手术	白甲
	营养不良
	远端神经病变（感觉迟钝）
甲单元整体切除	甲刺
	指功能障碍
植皮	坏死
	植入性囊肿

血管并发症

1. 缺血、坏死（图 28.1）：对于指麻醉，2 ~ 3ml 麻药就足够了。再大的体积会压迫血管而导致绞窄效应。扎止血带不应超过 20 分钟。

2. 棉签蘸 35% 的氯化铝[1] 可以控制轻微出血。氧化纤维素或藻酸钙敷料对中度出血有效。严重的术后出血通常可以通过侧翼注射布比卡因控制。

3. 甲板重新覆盖甲床前，在甲板上用 4 ~ 5mm 环钻打 1 ~ 2 个孔可以预防甲下血肿。

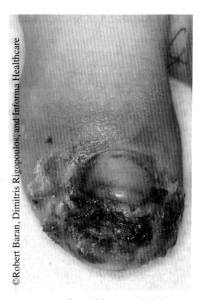

©Robert Baran, Dimitris Rigopoulos, and Informa Healthcare

图 28.1　鱼口样切口导致的坏死

感染性并发症

提前进行抗破伤风免疫很重要，所以对于涉及趾甲或接触土壤的外伤性损害，最好术前注射破伤风类毒素。

在术后二重感染时需要注意发生骨髓炎的可能。

预防措施包括术前两天开始每天用抗菌肥皂刷洗甲两次。对于有心脏问题的患者，需要考虑是否预防性应用抗生素。

术前：必须严格执行无菌操作。

术后：如果怀疑感染，需要进行细菌学检验。预防性地应用抗生素对于控制耐甲氧西林的金黄色葡萄球菌感染是必要的。

甲板出现绿色改变提示铜绿假单胞菌感染（图 28.2），需要行影像学检查排除骨髓炎。

---

[1] 编者注：原文为"35% aluminum"，疑应为"35% aluminum chloride"。

其他

- 获得性甲偏斜（图 28.3）：一侧甲纵行活检的并发症——尤其是当宽度超过常规（3mm）时。
- 植入性囊肿（图 28.4）：可以并发于任何手术，应该切除。
- 反射性交感神经营养不良罕见，但是可见于简单的活检术后。
- 肥厚性瘢痕（图 28.5）和瘢痕疙瘩非常少见。

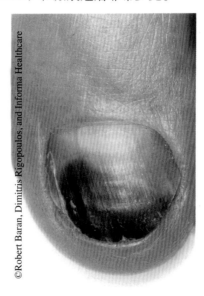

图 28.2　甲床手术后的假单胞菌感染

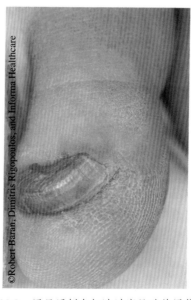

图 28.3　甲母质侧角切除过宽导致的甲偏斜

复发：

- 假性黏液囊肿。
- 疣。
- 当手术涉及甲母质近端区域时，残余甲营养不良并不少见。

谨记

患者应该知道并发症的风险，其发生在年轻女性的手上时影响相当大。

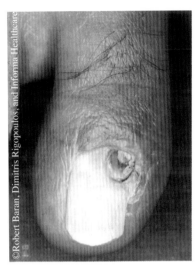

图 28.4   嵌甲两次手术后出现的植入性囊肿

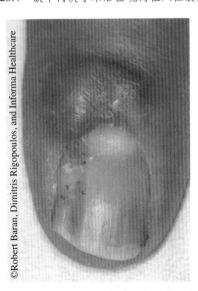

图 28.5   假性黏液囊肿切除皮瓣修复后的肥厚性瘢痕

扩展阅读

Bauer MF, Cohen BA. The role of Pseudomonas in infection about the nails. Arch Dermatol 1957; 75: 394–6.

Bereston ES, Waring WS. Aspergillus infection of the nails. Arch Derm Syph 1946; 54: 552–7.

Chernosky M, Dukes D. Green nails. Arch Dermatol 1963; 88: 548–53.

De Bercker D. Phenolic ablation of the nail matrix. Australas J Dermatol 2001; 42: 59–61.

Haneke E, Baran R. Nail ablation and matricectomy. In: Krull EA, Zook EG, Baran R, Haneke E, eds. Nail Surgery. A Text and Atlas. Philadelphia: Lippincott Williams & Wilkins, 2001: 83–8.

Haneke E. Grüne Nägel. Z Dermatol 1999; 185: 42–43.

Kim SH, Ko HC, Oh CK, Kwon KS, Kim MB. Trichloroacetic acid matricectomy in the treatment of ingrowing toenails. Dermatol Surg 2009; 35: 973–9.

LeFeber WP, Golitz LE. Green foot. Pediatr Dermatol 1984; 2: 38–40.

Miller MA, Brodell RT. The treatment of the splitting nail with phenol alcohol partial nail matricectomy. Dermatol Surg 1996; 22: 388–90.

Monheit GD. Nail surgery. Dermatol Clin 1985; 3: 521–30.

Moore M, Marcus MD. Green nails. Role of Candida and pseudomonas aeruginosa. Arch Dermatol 1951; 64: 499–505.

Quadripur SA, Schauder S, Schwartz P. Black nails from Proteus mirabilis colonisation. Hautarzt 2001; 52: 658–61.

Tweddie JH, Ranger I. A simple procedure with nail preservation for ingrowing toenails. Arch Emerg Med 1985; 2: 149–54.

Zaias N. The Nail in Health and Disease, 2nd edn. Volume 16. Norwalk: Appleton & Lange, 1990: 157.

29 ┃甲区域的活组织检查

谨记

对于高危患者，不建议行活检。

活检的类型取决于需要获得的信息和对最佳美容效果的追求。

由于纵行黑甲常使医生大伤脑筋，并使患者苦恼，故以此为例，说明根据以下情况对不同甲活检技术进行选择：

- 条带在甲板上的解剖位置
- 甲母质产生黑色素的位置
- 条带的宽度
- 色素在甲周蔓延（Hutchinson 征）

由于不同区域的甲母质产生相应特定区域的甲板，所以对甲游离缘横向组织学切片进行 Fontana-Masson 银染色或使用皮肤镜确定色素沉积的层次，可以判断甲母质受累的位置。

如果色素颗粒位于甲板腹侧（甲远端游离缘剪下的甲板经 Fontana 染色），就需要根据条带的宽度做决定。

- 当条带宽度小于 3mm 时，可以使用环钻进行活检（图 29.1）。但是如果去除基底部甲板，则活检组织可以更容易地取出，而且更重要的是，可以完整地检查该区域，尤其是甲母质活检区域的远端部分。
- 当条带宽度大于 3mm 时，建议行横向甲母质活检（图 29.2）。
- 如果色素累及甲的上部，由于解剖原因和有继发营养不良的风险，使用前面提到的两种方案显然是很难去除色素沉积的源头的。
- 在条带宽度小于 5 ~ 6mm 时，整体切除是首选方案（图 29.3）。在去除整块长方形组织后，制作由一侧甲和相关的甲下软组织（甲母质、甲床和甲下皮）组成的皮瓣，其中包括 3mm 宽的甲侧襞，长度到甲母质的近缘。从切口远端到甲母质近端边缘做弧形切开可以获得该皮瓣。旋转该皮瓣可以使两边残留的甲和甲下软组织贴近。制作皮瓣留下的甲侧襞缺损通过肉芽组织愈合。
- 如果条带宽于 6mm，或甲板全层都有色素沉积，则手术切除全甲单元是最合适的选择。切除后可以选择皮肤移植或二期愈合。
- 对纵行黑甲采用切向甲母质活检是一种由 E. Haneke 开发的新技术（图 29.4）。掀起近端甲皱襞并去除甲板的近端部分以暴露色素性损害。皮损周围切开，然后进行切向削切。最后，近端甲板被放回原位，斜向切开的近端甲皱襞通过微孔胶带而复位。该技术号称美容效果最佳，但是我们观察到有复发的情况。

谨记

1. 当条带宽度小于 3mm 时，应该使用环钻活检。
2. 当条带宽度大于 3mm 时，建议使用横向甲母质活检。
3. 条带小于 5 ~ 6mm 时，最合适的方式是整体切除。
4. 如条带宽于 6mm 或甲板全层受累，建议行全甲单元切除。
5. 甲侧纵行活检大于常规的 3mm 时，可能出现获得性甲偏斜的并发症。

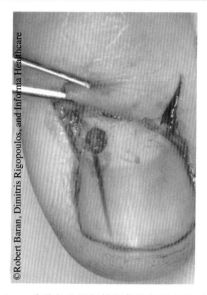

图 29.1　在宽度小于 3mm 的纵行黑甲起始部位进行甲母质环钻活检，不去除甲板

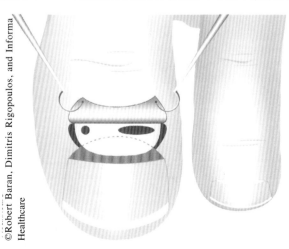

图 29.2　对于宽度大于 3mm 的条带，进行甲母质的横向活检和 3mm 环钻活检

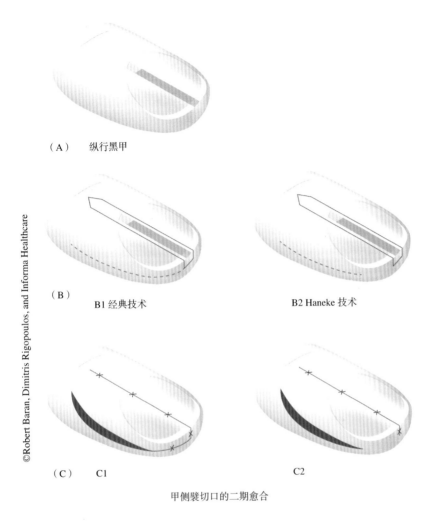

（A） 纵行黑甲

B1 经典技术   B2 Haneke 技术

（B）

（C） C1   C2

甲侧襞切口的二期愈合

图 29.3 条带不宽于 5 或 6mm 时，两种可能的整体切除技术

并发症

出血

出血是甲活检最常见的并发症。以前处理甲活检术后出血的方式包括三溴酚铋纱布、含 35% 氯化铝的 50% 异丙醇或氧化纤维素直接压迫。Hwa 等（2011）提出在甲环钻活检术后使用浸透氯化铝的可吸收凝胶海绵能更快止血。可吸收凝胶海绵保留在原位，如果到随访时仍存在，再予以去除。

谨记

全甲单元的活检用于以下情况：

6.当条带在甲一侧 1/3 以内时，针对条带的甲侧纵行活检是合适的。这种做法仅仅导致甲板变窄（图 29.5）。

7.在营养不良的甲中证明真菌性微生物的致病性。

8.协助诊断局限于甲单元的营养不良，如银屑病、扁平苔藓等 [在这样的病例中，用 4mm 环钻获取甲床组织之前，先用 6mm 环钻去除角质圆盘，这样才能用 Gradle 剪取出 4mm 环钻取得的甲床组织（图 29.6）]。

9.早期诊断恶性肿瘤并便于某些良性肿瘤的诊断。

10.如果纵行黑甲合并甲周色素沉着（Hutchinson 征），则甲下黑色素瘤的可能性很大，但这不是黑色素瘤的特异性体征。如果导致该征象的所有原因都被排除，则不管美容效果如何，都需要进行深达骨骼的全甲单元切除。

11.甲板中部受累。

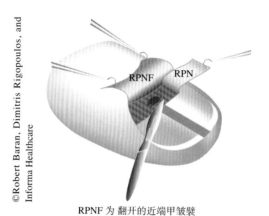

RPNF 为 翻开的近端甲皱襞
RPN 为翻开的甲板部分

图 29.4 Haneke 技术的切向甲母质活检

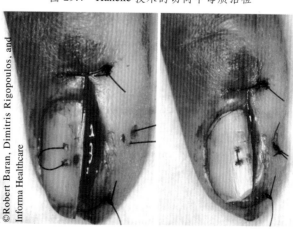

图 29.5 包括条带在内的甲侧纵行活检术后进行的侧面甲沟再造

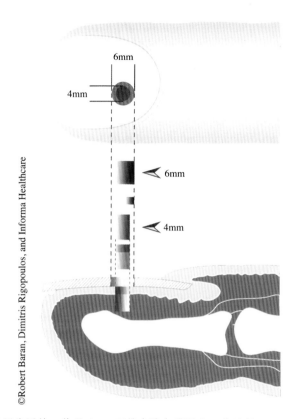

©Robert Baran, Dimitris Rigopoulos, and Informa Healthcare

图 29.6 双环钻甲床活检：使用 6mm 环钻去除角质圆盘，然后用 4mm 环钻钻取甲下组织

扩展阅读

Baran R, Kechijian P. Longitudinal melanonychia: diagnosis and management. J Am Acad Dermatol 1989; 21: 1165–75.

Hwa E, Kovich OI, Stein JA. Achieving hemostasis after nail biopsy using absorbable gelatin sponge saturated in aluminum chloride. Dermatol Surg 2011; 37: 368–9.

Jellinek N. Nail surgery: practical tips and treatment options. Dermatol Ther 2007; 20: 68–74.

Krull EA. Biopsy techniques. In: Krull EA, Zook EG, Baran R, Haneke E, eds. Nail Surgery. A Text and Atlas. Philadelphia: Lippincott Williams & Wilkins, 2001: 55–81.

Rich P. Nail biopsy: Indications and methods. J Derm Surg Oncol 1992; 18: 673–82.

Siegle RJ, Swanson NA. Nail surgery: a review. J Dermatol Surg Oncol 1982; 8: 659–66.

30 甲母质切除术

　　甲母质切除术是指甲母质的完全切除，其结果是永久性甲缺失。然而，甲母质切除术通常只是部分切除，限于一侧或两侧甲母质侧角。甲切除术是彻底去除整个甲器官。成功的甲母质切除术的共同要素是彻底去除病变部位的甲母质组织。

　　甲母质切除术可用于甲肥厚、甲弯曲、先天性甲营养不良，以及甲慢性疼痛，如顽固的嵌甲或者甲中部或边缘 1/3 内开裂。当甲两侧均大部分内生，治疗后仅能剩中间一条指甲，在功能和美容上没有价值，或有发生甲分离的倾向时，甲母质全部切除是一种选择。不幸的是，术后时常会出现由少量残留甲母质产生的针刺状甲板，这说明手术技术仍需提高，并应重视甲器官的外科解剖学。

　　如果不需要进行病理学检查，在无出血区域进行苯酚烧灼是甲母质切除的最佳选择。

　　先将小股脱脂棉包裹于蚊式止血钳末端，以进入甲皱襞下方为度，用以擦干甲母质。然后，用 Wally 尖端浸透 88% 的苯酚水溶液。苯酚太多可能会飞溅到甲皱襞上，导致不必要的烧伤；在甲周涂凡士林可以预防这种并发症。苯酚在甲母质深处摩擦半分钟，尤其注意要达到侧角。该过程反复 3 次，直到处理过的组织变白。

　　苯酚烧灼术完成后，松开止血带，血液会中和残余的化学物质。

甲切除术

　　甲切除术的原则是完全去除甲单元，包括甲下皮、甲床、甲母质、甲侧襞和近端甲皱襞。甲板可以留在原位作为导向结构，也可以在甲切除术开始前拔除。甲切除术有几种方法，但是如果手术切除的组织需要进行病理学检查，则强烈推荐的方法还是手术刀切除。如果术后检查不是必需的，则前面描述过的苯酚烧灼法是最佳选择。

　　皮肤移植术（图 30.1）与二期愈合相比能够缩短愈合时间（图 30.2）。作为甲切除术的延伸，局麻下的甲组织整体切除是一种重要并且实用的技术。对于侵袭性黑色素瘤，该技术已获得成功，相较于各种长度的截肢术，选择该技术治疗的患者死亡率并不高。

　　对于不采用 Mohs 手术治疗的黑色素瘤患者，整体切除仍然是原位黑色素瘤可靠的一线治疗。

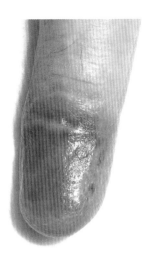

图 30.1　原位黑色素瘤整体切除术后皮肤移植（术后 1 个月）。来源：Courtesy of Dr R.
Encaoua and Cosmetic EMC, Elsevier

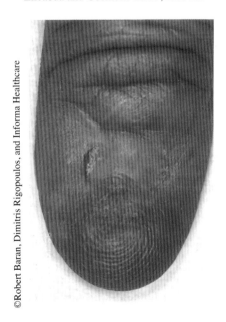

图 30.2　原位黑色素瘤整体切除术后二期愈合（术后 6 个月）

谨记
　　1.移植皮肤在远端骨性指（趾）骨上生长很好。

扩展阅读

Baran R, Haneke E. Matricectomy and nail ablation. In: Zook EG, Braun RE, eds. Hand Clinics: The Peri-
    onychium. Philadelphia: Sanders WB, 2002; 18: 693–8.
Ceilly RI, Collison DW. Matricectomy. J Dermatol Surg Oncol 1992; 18: 728–34.
de Berker DAR. Phenolic ablation of the nail matrix. Australas J Dermatol 2001; 42: 59–61.
Haneke E, Baran R. Nail ablation and matricectomy. In: Krull EA, Zook EG, Baran R, Haneke E, eds. Nail
    Surgery. A Text and Atlas. Philadelphia: Lippincott Williams & Wilkins, 2001.
Jellinek N, Bauer JH. En bloc excision of the nail. Dermatol Surg 2010: 36: 1445–50.
Moehrie M, Metzger S, Schippert W, et al. "Functional" surgery in subungual melanoma. Dermatol Surg 2003;
    29: 366–74.

31 | 去除近端甲皱襞: 为什么?

大多数涉及甲器官的手术属于皮肤科医生的职责范围。在处理近端甲皱襞（PNF）时，两种手术方式可能有用：去除其表皮结构和重建。这项手术技术的目的是为处理这两种情况提供同样简单易行的方法。

顽固的慢性甲沟炎

从 PNF 处取活检材料的经验显示（图 31.1A，B），这是一种治疗顽固性慢性甲沟炎的手术方法。该技术包括斜面式切除新月形的全厚皮肤（最宽 4 ~ 5mm，由一边侧甲皱襞到另一边侧甲皱襞，包含 PNF 的大部分水肿部分）（图 31.2）。

慢性甲沟炎的手术治疗

1. 真正需要手术治疗的情况有多少？

只有那些经常接触异物、具有职业风险的顽固病例（理发师、挤奶工等）需要手术。

对于做日常家务时注意行为改变（在塑料手套下戴棉手套）的其他患者来说不需手术。

2. 考虑到这些预防措施，药物治疗通常是有效的，外用类固醇，尤其是皮损内注射有良好的效果。

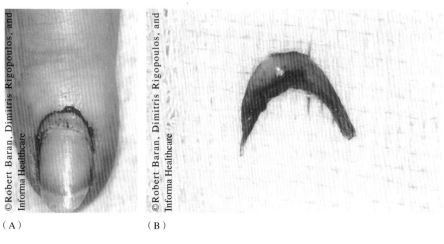

（A）　　　　　　　　（B）

图 31.1 　（A）近端甲皱襞游离端活检。（B）切除的组织

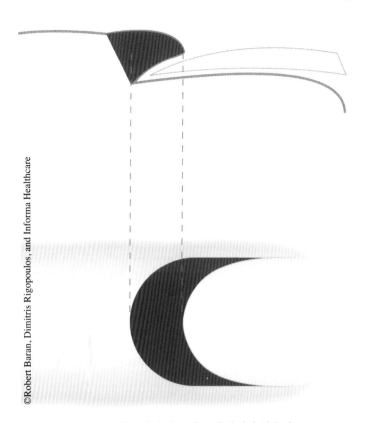

©Robert Baran, Dimitris Rigopoulos, and Informa Healthcare

图 31.2   斜面式去除近端甲皱襞的水肿部分

3. 局部抗真菌药是否有效？

由于常常有酵母菌定植，主张使用阿莫罗芬。然而，系统抗真菌治疗无效。

4. 急性的红肿是否需要系统应用抗生素？

不需要。20%的乙醇湿性封包有很好的效果。

5. 如果决定手术，选择何种术式？

PNF 腹侧的口袋状无效腔是可能的感染区域，相关的念珠菌感染难以避免。如果决定完全切除，则上部斜面切开可以避免切除 PNF 远端腹侧的甲生成组织，这部分组织决定了甲板的正常光泽。

6. 经常反复出现急性红肿的患者行全甲板去除结合新月形全层皮肤切除，可以方便引流。但留下的甲床必须加以保护。因此，有时作为 PNF 完全切除的补充，仅切除甲板基底部会更好些，相对于全甲撕脱来说，由此给患者带来的不适较少。

　　总的来说，手术方式的选择取决于具体病例，而并非常规使用。下面是一些需要这种手术的特殊情况。

肿瘤

　　有些肿瘤累及 PNF 远端，可能需要采用新月形切除技术治疗。Salasche 发现，PNF 完全切除适用于该部位黏液囊肿的治疗。最近，我们将该技术扩展应用于 PNF 的纤维角化瘤。

小甲症

　　新月形全厚皮肤完全切除（最宽 3mm，从一边侧甲皱襞到另一边侧甲皱襞）可以增加甲板的长度。

PNF 重建

　　当 PNF 部分撕裂时，切除残余部分形成新月形切口，从而实现 PNF 重建的目的。

　　PNF 手术已经产生了一些惊人的意义，例如根据经验形成的对生理规律的构想。如果 PNF 的缺损为凹面对着远端的规则新月形，则 PNF 组织可以完全再生，故该反应似乎是基因控制的。未得到修正的不规则损害愈合后会导致 PNF 外形不规则。

　　PNF 手术的结果令人惊讶：在新月形完全切除全厚皮肤后，PNF 远端边缘会形成真正正常的甲小皮，黏附于甲板背侧远端再生的 PNF 腹侧。

扩展阅读

Baran R, Bureau H. Surgical treatment of recalcitrant chronic paronychia of the fingers. J Dermatol Surg Oncol 1981; 7: 106–7.

Baran R. Removal of the proximal nail fold: why, when, how? J Dermatol Surg Oncol 1986; 12: 234–6.

Grover C, Bansal S, Nanda S, et al. En-bloc excision of proximal nail fold for treatment of chronic paronychia. Dermatol Surg 2006; 32: 393–9.

Lestringant GG, Nsanze H, Nada M. Effectiveness of amorolfine 5% nail lacquer in the treatment of long-duration Candida onychomycosis with chronic paronychia. J Dermatol Treat 1996; 7: 89–92.

Salasche SJ. Myxoid cyst of the proximal nail fold. A surgical approach. J Dermatol Surg Oncol 1984; 10: 35–9.

Zook EG. Paronychia. In: Krull EA, Zook EG, Baran R, Haneke E, eds. Nail Surgery. A Text and Atlas. Philadelphia: Lippincott Williams & Wilkins, 2001: 195–200.